Gefäßchirurgische Notfälle

Susanne Regus

Gefäßchirurgische Notfälle

Gut gerüstet für den Dienst

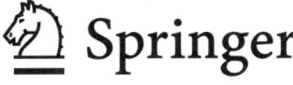

Susanne Regus
Abteilung für Gefäßchirurgie
Universitätsklinikum Regensburg
Regensburg, Deutschland

ISBN 978-3-662-69218-9   ISBN 978-3-662-69219-6 (eBook)
https://doi.org/10.1007/978-3-662-69219-6

Die Deutsche Nationalbibliothek verzeichnet diese Publikation in der Deutschen Nationalbibliografie; detaillierte bibliografische Daten sind im Internet über https://portal.dnb.de abrufbar.

© Der/die Herausgeber bzw. der/die Autor(en), exklusiv lizenziert an Springer-Verlag GmbH, DE, ein Teil von Springer Nature 2025

Das Werk einschließlich aller seiner Teile ist urheberrechtlich geschützt. Jede Verwertung, die nicht ausdrücklich vom Urheberrechtsgesetz zugelassen ist, bedarf der vorherigen Zustimmung des Verlags. Das gilt insbesondere für Vervielfältigungen, Bearbeitungen, Übersetzungen, Mikroverfilmungen und die Einspeicherung und Verarbeitung in elektronischen Systemen.
Die Wiedergabe von allgemein beschreibenden Bezeichnungen, Marken, Unternehmensnamen etc. in diesem Werk bedeutet nicht, dass diese frei durch jede Person benutzt werden dürfen. Die Berechtigung zur Benutzung unterliegt, auch ohne gesonderten Hinweis hierzu, den Regeln des Markenrechts. Die Rechte des/der jeweiligen Zeicheninhaber*in sind zu beachten.
Der Verlag, die Autor*innen und die Herausgeber*innen gehen davon aus, dass die Angaben und Informationen in diesem Werk zum Zeitpunkt der Veröffentlichung vollständig und korrekt sind. Weder der Verlag noch die Autor*innen oder die Herausgeber*innen übernehmen, ausdrücklich oder implizit, Gewähr für den Inhalt des Werkes, etwaige Fehler oder Äußerungen. Der Verlag bleibt im Hinblick auf geografische Zuordnungen und Gebietsbezeichnungen in veröffentlichten Karten und Institutionsadressen neutral.

Springer ist ein Imprint der eingetragenen Gesellschaft Springer-Verlag GmbH, DE und ist ein Teil von Springer Nature.
Die Anschrift der Gesellschaft ist: Heidelberger Platz 3, 14197 Berlin, Germany

Wenn Sie dieses Produkt entsorgen, geben Sie das Papier bitte zum Recycling.

Inhaltsverzeichnis

Teil I Mein erster Dienst in der Gefäßchirurgie

1 Notfallsituationen in der Gefäßchirurgie – die Top 22 3
2 Gut gerüstet für den Dienst 9

Teil II Arterielle Blutungen

3 Septische Arrosionsblutung 17
4 Aneurysma spurium der A. carotis 21
5 Aneurysma spurium in der Leiste nach Punktion 25
6 Anastomosenaneurysma in der Leiste 29
7 Rupturiertes Popliteaaneurysma 35

Teil III Arterielle Verschlüsse

8 Akuter arterieller Verschluss des Beines 41
9 Periphere arterielle Verschlusskrankheit (pAVK) im Stadium IV 47
10 Akuter arterieller Verschluss am Arm 53

Teil IV Venöse Verschlüsse

11 Thrombophlebitis der Armvenen 59
12 Thrombose der tiefen Beinvenen 63
13 Thrombose der Axillaris-/Armvenen 69
14 Thrombose der Jugularvenen 73
15 Phlegmasia coerulea dolens 77
16 (Aszendierende) Thrombophlebitis der Vena saphena magna 81
17 Thrombophlebitis der Vena saphena parva 85

Teil V Weichteilinfekte

18	Abszess am Fuß beim Diabetiker	91
19	Phlegmone am Unterschenkel	95
20	Akuter Charcot-Fuß	99
21	Sepsis bei Zehengangrän	103

Teil VI Vorhof- und Portkatheter

22	Dysfunktion eines Portkatheters	109
23	Infektion eines Portkatheters	113
24	Infektion eines Vorhofkatheters	117

Teil VII Dialyseshunts

25	Shuntverschluss	123
26	Shuntblutung	127
27	Shuntinfekt	131

Teil VIII Gefäßtraumata

28	Traumatische Aortenruptur	137
29	Ruptur der A. carotis	143
30	Gefäßtrauma mit in situ befindlichem Fremdkörper	147
31	Abriss der A. axillaris	151
32	Abriss der A. brachialis	155
33	Abriss der A. poplitea	159

Teil IX Supraaortale arterielle Erkrankungen

34	Symptomatische Karotisstenose	165
35	Akuter Karotisverschluss	169
36	Akute Karotisdissektion	173

Teil X Erkrankungen der Bauch- und Beckenarterien

37	Rupturiertes abdominelles Aortenaneurysma (rAAA)	179
38	Rupturiertes Iliakalaneurysma (rIA)	183
39	Akute Aortendissektion	187

40	Leriche-Syndrom	191
41	Septische Arrosionsblutung aortal	195
42	Mesenterialinfarkt	199
43	Rupturiertes Viszeralarterienaneurysma	203
44	Pfortaderthrombose	207
45	Thrombose der Mesenterialvenen	211

Teil XI Komplikationen

46	Postoperativer Karotisverschluss	217
47	Bypassverschluss	221
48	Bypassinfekt	225
49	Postoperative Nachblutung	229
50	Ischämische Kolitis nach Aorteneingriffen	233
51	Platzbauch	237
52	Kompartmentsyndrom	241

Teil I
Mein erster Dienst in der Gefäßchirurgie

Notfallsituationen in der Gefäßchirurgie – die Top 22

Im Folgenden werden 22 Notfallsituationen aufgelistet, darunter jeweils mögliche Diagnosen. Details zu den Diagnosen finden sich in den jeweiligen Kapiteln.

Notfallsituation	Details in folgenden Kapiteln
Aneurysmen	• Rupturiertes Popliteaaneurysma • Ruptur A. carotis • Akute Karotisdissektion • Rupturiertes abdominelles Aortenaneurysma (rAAA) • Rupturiertes Iliakalaneurysma (rIA) • Akute Aortendissektion • Leriche-Syndrom • Septische Arrosionsblutung aortal • Rupturiertes Viszeralarterienaneurysma
Bauchschmerzen	• Rupturiertes abdominelles Aortenaneurysma (rAAA) • Rupturiertes Iliakalaneurysma (rIA) • Akute Aortendissektion • Leriche-Syndrom • Septische Arrosionsblutung aortal • Mesenterialinfarkt • Rupturiertes Viszeralarterienaneurysma • Pfortaderthrombose • Thrombose Mesenterialvenen • Ischämische Kolitis nach Aorteneingriffen

Notfallsituation	Details in folgenden Kapiteln
Blutungen	• Septische Arrosionsblutung • Aneurysma spurium A. carotis • Aneurysma spurium Leiste nach Punktion • Anastomosenaneurysma in der Leiste • Rupturiertes Popliteaaneurysma • Shuntblutung • Traumatische Aortenruptur • Ruptur A. carotis • Gefäßtrauma mit in situ befindlichem Fremdkörper • Abriss A. axillaris • Abriss A. brachialis • Abriss A. poplitea • Rupturiertes abdominelles Aortenaneurysma (rAAA) • Rupturiertes Iliakalaneurysma (rIA) • Septische Arrosionsblutung aortal • Rupturiertes Viszeralarterienaneurysma • Nachblutung
Dialysepatienten	• Periphere arterielle Verschlusskrankheit (pAVK) IV • Thrombose Jugularvenen • Phlegmone am Unterschenkel • Sepsis bei Zehengangrän • Infekt Vorhofkatheter • Phlegmone am Unterschenkel • Shuntverschluss • Shuntblutung • Shuntinfekt
Gefäßtraumata	• Aneurysma spurium A. carotis • Aneurysma spurium Leiste nach Punktion • Shuntblutung • Traumatische Aortenruptur • Ruptur A. carotis • Gefäßtrauma mit in situ befindlichem Fremdkörper • Abriss A. axillaris • Abriss A. brachialis • Abriss A. poplitea • Akute Karotisdissektion • Akute Aortendissektion • Nachblutung • Kompartmentsyndrom

1 Notfallsituationen in der Gefäßchirurgie – die Top 22

Notfallsituation	Details in folgenden Kapiteln
Infektionen	• Septische Arrosionsblutung • Aneurysma spurium Leiste nach Punktion • Anastomosenaneurysma in der Leiste • Periphere arterielle Verschlusskrankheit (pAVK) IV • Thrombophlebitis Armvenen • Phlegmone am Unterschenkel • Abszess Fuß beim Diabetiker • Akuter Charcot-Fuß • Sepsis bei Zehengangrän • Infekt Portkatheter • Infekt Vorhofkatheter • Shuntblutung • Shuntinfekt • Phlegmone am Unterschenkel • Septische Arrosionsblutung aortal • Rupturiertes Viszeralarterienaneurysma • Bypassinfekt
Ischämien	• Rupturiertes Poplitealaneurysma • Akuter arterieller Verschluss des Beines • Akuter arterieller Verschluss am Arm • Phlegmasia coerulea dolens • Abriss A. axillaris • Abriss A. brachialis • Abriss A. poplitea • Symptomatische Karotisstenose • Akuter Karotisverschluss • Akute Karotisdissektion • Akute Aortendissektion • Leriche-Syndrom • Mesenterialinfarkt • Pfortaderthrombose • Bypassverschluss • Bypassinfekt • Ischämische Kolitis nach Aorteneingriffen • Nachblutung • Kompartmentsyndrom
Notfälle aus der Anästhesie	• Septische Arrosionsblutung • Aneurysma spurium A. carotis • Aneurysma spurium Leiste nach Punktion
Notfälle aus der Kardiologie	• Aneurysma spurium Leiste nach Punktion • Akuter arterieller Verschluss des Beines • Akuter arterieller Verschluss am Arm • Phlegmone am Unterschenkel • Akute Aortendissektion

Notfallsituation	Details in folgenden Kapiteln
Notfälle aus der Nephrologie	• Aneurysma spurium Leiste nach Punktion • Periphere arterielle Verschlusskrankheit (pAVK) IV • Thrombose Jugularvenen • Phlegmone am Unterschenkel • Infekt Vorhofkatheter • Shuntverschluss • Shuntblutung • Shuntinfekt
Notfälle aus der Neurologie/Neuroradiologie	• Aneurysma spurium A. carotis • Aneurysma spurium Leiste nach Punktion • Symptomatische Karotisstenose • Akuter Karotisverschluss • Akute Karotisdissektion • Postoperativer Karotisverschluss
Notfälle aus der Unfallchirurgie	• Traumatische Aortenruptur • Ruptur A. carotis • Gefäßtrauma mit in situ befindlichem Fremdkörper • Abriss A. axillaris • Abriss A. brachialis • Abriss A. poplitea • Akute Karotisdissektion • Kompartmentsyndrom
Notfälle aus der Urologie	• Rupturiertes abdominelles Aortenaneurysma (rAAA) • Rupturiertes Iliakalaneurysma (rIA)
Notfälle aus der Viszeralchirurgie	• Mesenterialinfarkt • Rupturiertes Viszeralarterienaneurysma • Pfortaderthrombose • Thrombose Mesenterialvenen • Ischämische Kolitis nach Aorteneingriffen • Platzbauch • Kompartmentsyndrom
Postoperative Komplikationen	• Septische Arrosionsblutung • Aneurysma spurium Leiste nach Punktion • Anastomosenaneurysma in der Leiste • Dysfunktion Portkatheter • Infekt Portkatheter • Infekt Vorhofkatheter • Shuntverschluss • Shuntblutung • Shuntinfekt • Septische Arrosionsblutung aortal (Stent/Bypass) • Postoperativer Karotisverschluss • Bypassverschluss • Phlegmone am Unterschenkel • Bypassinfekt • Nachblutung • Ischämische Kolitis nach Aorteneingriffen • Platzbauch • Kompartmentsyndrom

1 Notfallsituationen in der Gefäßchirurgie – die Top 22

Notfallsituation	Details in folgenden Kapiteln
Schlaganfälle	• Aneurysma spurium A. carotis • Traumatische Aortenruptur • Ruptur A. carotis • Abriss A. axillaris • Symptomatische Karotisstenose • Akuter Karotisverschluss • Akute Karotisdissektion • Akute Aortendissektion • Postoperativer Karotisverschluss
Shunts	• Thrombophlebitis Armvenen • Infekt Vorhofkatheter • Shuntverschluss • Shuntblutung • Shuntinfekt
Venen und venöse Zugänge	• Thrombophlebitis Armvenen • Thrombose tiefe Beinvenen • Thrombose Axillaris-/Armvenen • Thrombose Jugularvenen • Phlegmasia coerulea dolens • (Aszendierende) Thrombophlebitis Vena saphena • Thrombophlebitis Vena saphena parva • Dysfunktion Portkatheter • Infekt Portkatheter • Shuntverschluss • Pfortaderthrombose • Thrombose Mesenterialvenen • Kompartmentsyndrom
Vitale Notfälle	• Septische Arrosionsblutung • Aneurysma spurium Leiste nach Punktion • Thrombophlebitis Armvenen • Phlegmasia coerulea dolens • Shuntblutung • Traumatische Aortenruptur • Ruptur A. carotis • Gefäßtrauma mit in situ befindlichem Fremdkörper • Abriss A. poplitea • Akuter Karotisverschluss • Rupturiertes abdominelles Aortenaneurysma (rAAA) • Rupturiertes Iliakalaneurysma (rIA) • Akute Aortendissektion • Leriche-Syndrom • Septische Arrosionsblutung aortal • Mesenterialinfarkt • Rupturiertes Viszeralarterienaneurysma • Nachblutung • Kompartmentsyndrom

Notfallsituation	Details in folgenden Kapiteln
Weichteilinfekte	• Phlegmone am Unterschenkel • Abszess Fuß beim Diabetiker • Phlegmone am Unterschenkel • Akuter Charcot-Fuß • Sepsis bei Zehengangrän
Zehengangrän	• Periphere arterielle Verschlusskrankheit (pAVK) IV • Abszess Fuß beim Diabetiker • Akuter Charcot-Fuß • Sepsis bei Zehengangrän • Leriche-Syndrom • Phlegmone am Unterschenkel
Zentrale Venenkatheter	• Thrombose Axillaris-/Armvenen • Thrombose Jugularvenen • Dysfunktion Portkatheter • Infekt Portkatheter • Infekt Vorhofkatheter • Shuntinfekt

Gut gerüstet für den Dienst

2.1 Medikamente

Nachfolgend sind die aus meiner Sicht wichtigsten Medikamente und deren Dosierungen aufgelistet. Es handelt sich um eine Auflistung, welche erfahrungsgemäß in > 80% ausreicht, um einen Dienst zu bewältigen. Spezielle und hausinterne Medikamente sind im Bedarfsfall zu ergänzen. Für diesen Zweck wurde Platz für eigene Notizen und Ergänzungen gelassen.

Schmerzmedikation
- **Metamizol (Novalgin®)**
  - 4 × 20–40 Tropfen (gtt) oder
  - 4 × 500–1000 mg i.v./p.o.
- **Paracetamol (Benuron®, Paracetamol ratio®)**
  - 4 × 500–1000 mg i.v./p.o.
- **Piritramid (Dipidolor®)**
  - 1–2 Ampullen (á 15 mg) s.c./i.v. bis zu 4 × täglich
- **Tilidin/Naloxon (Valoron®×; Tilidin comp®)**
  - 50 mg/4 mg (Valoron®) bis zu 8 × täglich
  - 100 mg/8 mg (Tilidin comp®) bis zu 4 × 1 Tbl. oder
  - 20 (= 50 mg) bis 40 (=100 mg) Tropfen bis zu 4 (–8) × täglich
- **Oxycodon/Naloxon (Oxycocomp®)**
  - 20 mg/10 mg bis zu 4 × 1 Tbl.
- **Morphin (Capros®)**
  - 10–20 mg p.o. 1–0–1 (bis zu 60 mg)
  - 5–10 mg i.m./s.c. 1–1–1–1
  - 1–2 mg/h über Perfusor (1 mg/ml, Laufrate 1–2 ml/h)

Antibiose
- **Piperacillin/Tazobactam (z. B. Tazobac®)**
  - 4 g/0,5 g 1–1–1(–1)
- **Meropenem (z. B. Meronem®)**
  - 1 g 1–1–1(–1)
  - Clindamycin (z. B. Sobelin®, Clinda®)
  - 600 mg 1–1–1(–1)

Gerinnungsoptimierung
- **Phytomenadion (Konakion®)**
  - bei Gerinnungsstörung unter Phenprocoumon
  - 2–5 mg
    Ampullen haben meist 1 mg/0,1 ml
    2 mg Ampullen (0,2 ml) und 10 mg Ampullen (1 ml)
    1 Tropfen = 0,05 ml
    2 Tropfen = 0,1 ml = 1 mg
- **PPSB (Beriplex®)**
  - bei Notfall-Indikation
  - Prothrombin (Faktor II), Prokonvertin (Faktor VII), Stuart-Prower-Faktor (Faktor X), antihämophiler Faktor B (Faktor IX)
  - Formel für erforderliche Einheiten:
    Ziel-Quick (%) minus Labor-Quick (%) × kgKG
  - Maximaldosis 5000 IE
- **Protaminhydrochlorid (Protamin ME®)**
  - bei Nachblutung und/oder Heparinüberdosierung
  - 5000 IE/ml
  - 1 IE antagonisiert 1 IE Heparin

Antikoagulation
- **Heparin unfraktioniert**
  - 500–1000 IE/h perfusorgesteuert
  - Dosierschema einer Perfusorspritze (50 ml)
    5 ml Heparin = 25000 IE mit
    45 ml NaCl
      ergibt 500 IE/ ml
    Laufrate
      1 ml/h = 500 IE
      2 ml/h = 1000 IE
  - PTT (partielle Thromboplastinzeit)-Kontrollen alle 6–12 h, Zielwert 60–80 sek.

Praxistipp
- Bei normwertigen Gerinnungsparametern mit 1000 IE/h beginnen
- Kontrolle nach 6 Stunden, dann alle 12 Stunden

2.1 Medikamente

- Wenn PTT = Zielbereich, dann Laufrate belassen
- Wenn PTT < Zielbereich, dann Laufrate um 0,5 ml/h erhöhen
- Wenn PTT > Zielbereich, dann Laufrate um 0,5 ml/h erniedrigen

- **Heparin niedermolekular**
  - gewichtsadaptiert
  - z. B. Enoxaparin (Clexane®) 1 mg/kgKG 2 × täglich
    Fertigampullen 1 mg = 0,01 ml = 100 IE
      z. B. Clexane® 40 ≙ 40 mg ≙ 0,4 ml ≙ 4000 IE
    Clexane® 20/40/60/80/100 (jeweils mg) verfügbar
- **Fondaparinux (Arixtra®)**
  - Heparinoid
  - synthetisch hergestelltes, parenteral anzuwendendes Pentasaccharid
  - prophylaktische Dosierung 2,5 mg 1 × täglich s.c.
  - therapeutische Dosierung 7,5 mg 1 × täglich s.c.
- **Rivaroxaban (Xarelto®)**
  - Tag 1–20: 2 × täglich 15 mg
  - ab Tag 21: 1 × täglich 20 mg
- **Dabigatran (Pradaxa®)**
  - 2 × täglich 150 mg (2 × 110 mg > 80 Jahre und CrCl <30)
- **Apixaban (Eliquis®)**
  - Tag 1–7: 2 × täglich 10 mg
  - ab Tag 8: 2 × täglich 5 mg
- **Edoxaban (Lixiana®)**
  - 1 × täglich 60 mg
- **Phenprocoumon (Marcumar®)**
  - nach Gerinnungswert

Praxistipp
- Beginnen mit 3–2–1, dann Gerinnungskontrolle
- Quick 20–30 %/INR 2–3
- Bis zum Erreichen des Zielbereichs überlappende Heparingabe notwendig, weil:
  - Thrombophilie bei Beginn der Antikoagulation und
  - Gefahr „Marcumarnekrose"

Rheologika
- **Alprostadil = Prostaglandin E (Prostaglandin®)**
  - 2 × 40 µg als Kurzinfusion

Thrombozytenaggregationshemmung
- **Acetylsalicylsäure 100 mg (ASS®)**
  - 100 mg 1 × täglich
- **Clopidogrel 75 mg (Plavix®)**

– 75 mg 1 × täglich (bei ASS®-Unverträglichkeit)
- **Prasugrel (Efient®)**
  – 10 mg 1 × täglich
  – Loading Dose 60 mg
  – 5 mg 1 × täglich, wenn
     > 75 Jahre oder
     < 60 kg

Niereninsuffizienz
- **CPS®-Pulver (Poly(styrol-co-divinylbenzol)sulfonsäure, Calciumsalz)**
  – bei Hyperkaliämie
  – 1 Beutel (= 15 mg) 1–4 × täglich

Thrombolytika
- **rtPA („recombinant tissue plasminogen activator") (Actilyse®)**
  – bei arteriellen Verschlüssen
  – beim Shuntverschluss
  – Ampullen: 2/10/20/50 mg
  – mit Heparin vermischen
  – Einzeldosis 5 (–10 mg)
     1 mg + 1000 IE Heparin
     5 mg + 5000 IE Heparin

2.2 Kitteltasche

Telefonieren gehört zum Tages- und Nachtgeschäft im Dienst. Es gibt kaum etwas Unangenehmeres (im Dienst), als sich in einer Notfallbehandlung zu befinden und die Telefonnummern wichtiger Ansprechpartner nicht parat zu haben bzw. erst suchen zu müssen. Auch „nicht rausrufen können", weil der Code für die Freigabe von Anrufen nach extern nicht bekannt ist, gehört zu den Klassikern der ersten Dienste. Daher habe ich es mir nach einigen aufregenden Erfahrungen angewöhnt, diese Nummern im Vorfeld in Erfahrung zu bringen, um für brenzlige Situationen gewappnet zu sein.

Hier eine Liste mit wichtigen Hilfs- und Arbeitsmitteln für die Kitteltasche mit Platz für eigene Notizen und Ergänzungen.

2.2 Kitteltasche

Hilfs- und Arbeitsmittel
Liste mit allen wichtigen Telefonnummern
Dieses Buch, ggf. als eBook
Aktueller Dienstplan
Handy (zu Ihrem Leidwesen…)
Doppler
Evtl. tragbares Sonogerät (wenn verfügbar)

Teil II
Arterielle Blutungen

Septische Arrosionsblutung

3

Die septische Arrosionsblutung betrifft bevorzugt Gefäßanastomosen nach alloplastischen Rekonstruktionen. Sie tritt am häufigsten im Bereich der Leiste auf, aber auch ein „Biopatch" kann sich infizieren und muss im Zweifel explantiert sowie autolog (durch Vene) ersetzt werden.

Fallbeispiel
67-jähriger Patient mit bekanntem Alkohol- und Nikotinabusus, Z.n. Femoralis-TEA und Patchplastik (Kunststoff) vor 6 Monaten, bekannte sekundäre Wundheilung, Wunden schließlich seit 4 Wochen abgeheilt. Jetzt Vorstellung in der Notaufnahme mit massiver, plötzlich aufgetretener Schwellung und Rötung in der Leiste, Fieber und Schüttelfrost seit 3 Tagen, in der CTA großes Aneurysma in der operierten Leiste mit aktiver Einblutung ins Gewebe (Abb. 3.1), Hautverhältnisse noch intakt, aber massiver Druckschmerz und bereits sichtbare Spannungsblasen. Was tun Sie?

Definition
- Durch einen Infekt verursachte Arrosion eines Gefäßes, meist im Bereich von Anastomosen
- Oft chronisch mit Ausbildung einer Fistel oder auch
- akute- Blutungskomplikation

Typischer Patient
- Meist bekannter Patient, bei dem kürzlich oder anamnestisch eine periphere bzw. zentrale alloplastische Bypassanlage vorausgeht
- Oft auch vorausgehende Patchplastik
- häufig Leiste, da hier höchste Keimdichte!
- teilweise vorausgehende Punktion eines postoperativen Seroms (wovon nur abgeraten werden kann)
- meist Ersatz mit Kunststoff, aber auch bei xenogenem Material möglich
- seltener popliteal

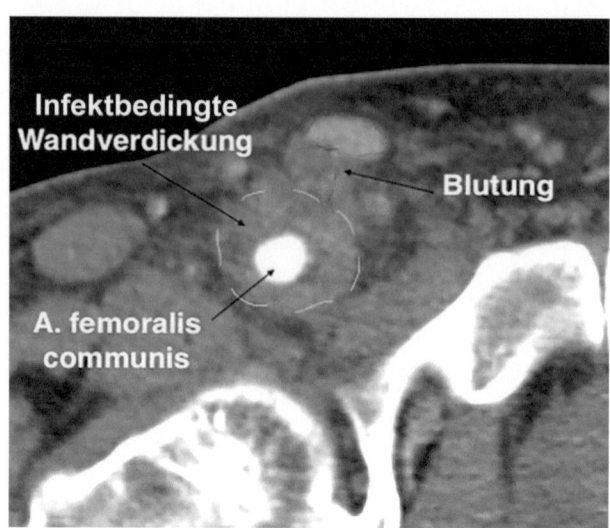

Abb. 3.1 CTA mit Darstellung einer septischen Arrosionsblutung in der Leiste nach Patchplastik

- sehr selten zervikal (hier sind Patienten nach Rezidiveingriffen oder Radiatio prädestiniert)
- Z. n. offenen oder endovaskulären Aorteneingriffen und rezidivierend Fieberschüben, Blutabgängen peranal sowie Bluterbrechen (bei Ausbildung von Fisteln)
- Tumorpatient
  - typischerweise Patienten aus der Hals-Nasen-Ohrenheilkunde (HNO)
  - bei liegenden Tracheostoma oder
  - Z. n. Radiatio bzw. Neck-Dissektion
- Z. n. LK-Dissektionen bei Tumoren mit Rezidiven
  - Leiste, seltener Axilla

Typische Situation im Dienst
- Oft dramatisch angekündigt mit akut spritzender Blutung aus OP-Wunden bzw. Narben
- Bei Erstuntersuchung in Notaufnahme nach vorheriger Kompression durch Rettungssanitäter dann meist bereits zum Stillstand gekommen. Aber Vorsicht: nach Abnahme des Druckverbandes oder Inspektion/Manipulation am Blutpfropf meist wiedereinsetzende spritzende Blutung
- Anruf aus Endoskopie mit sichtbarer Blutungsquelle und dem V. a. Fistel zwischen Aorta bzw. Aortenprothese und dem Intestinum
- Vorstellung aus anderen Abteilungen, z. B. HNO bei Hautveränderungen zervikal nach Radiatio oder durch Tracheostoma bedingt
- Leistenblutung nach Punktion oder Bypassanlage/Patchplastik

3 Septische Arrosionsblutung

Diagnostik
- Klinische Untersuchung
  - oft ausreichend
  - sichtbare pulsierende Schwellung oder Blutung
- Labor
  - Entzündungswerte
  - Ischämie-Parameter (durch die Entzündung kann es zur arteriellen Thrombose mit ggf. zusätzlicher Embolisierung gekommen sein)
- Sonografie
  - orientierend bei oberflächlichen Anastomosen zur Blutungslokalisation
  - Darstellung eines Bypassverschlusses
  - Unterscheidung Hämatom und Abszess
- CT-Angiografie
  - schnellstes und aussagekräftigstes Diagnostikum
  - zuverlässige Darstellung von Blutungsquellen und ggf. Abszessformationen (Lufteinschlüsse!)
- Angiografie
  - ausschließlich in Interventionsbereitschaft, nicht als reines Diagnostikum
  - zur Embolisation peripherer arrodierter Gefäßäste oder
  - zur Implantation eines gecoverten Stents

Therapie
- Konservativ
  - Indikationen:
    als Erstmaßnahme
    bei unklarer Diagnose
    bei Ablehnung einer invasiven Therapie
    bei Inoperabilität und palliativem Therapieansatz
  - Vorgehen:
    Kompressionsverband
    Schmerzmedikation
    Antibiose
    Gerinnungsoptimierung
- Interventionell
  - Indikationen:
    wenn instabiler Patient und aktive Blutung
    wenn technisch gut machbar
  - Vorgehen:
    Embolisation mittels Coils/Onyx®
    Implantation gecoverter Stents
    → oft im Sinne eines Bridgings, um dann nach Stabilisierung der Blutung eine definitive Versorgung vornehmen zu können
- Operativ
  - Indikationen:
    Therapie der Wahl bei aktiver Blutung und gesicherter Infektkomplikation

- Vorgehen:
oft Rekonstruktion des Gefäßes notwendig, ausnahmslos autolog mit Vene oder ggf. auch xenogen mittels bovinem Patchmaterial (hieraus kann auch ein röhrenförmiges Interponat geformt werden)

Hintergrunddienst nachts anrufen?
- Bei aktiver Blutung und hämodynamisch instabilem Patienten
- Nach initial sistierender Blutung und erneuter Blutungskomplikation auf Station

Tipps und Tricks
- Auch wenn Blutung bei Vorstellung komplett sistiert, Patienten dennoch stationär überwachen. Die Blutung steht meist nur kurzfristig und kommt wieder
- Kunststoff sollte explantiert und autolog ersetzt werden
- Ein Aneurysma spurium, welches nach perkutaner Intervention schon länger besteht (mehrere Monate/Jahre) bzw. erst Monate später auftritt, ist selten ein einfach zu übernähendes Punktionsloch. Meistens steckt ein Infekt dahinter und das Loch ist größer als erwartet. Eine einfache Naht genügt selten, meistens muss das Gefäß ersetzt werden, im Idealfall autolog durch ein Interponat
- Gerinnungsparameter bestimmen und ggf. vor operativem Eingriff optimieren. Patienten stehen oft unter oraler Antikoagulantien und der intraoperative Blutverlust kann bei passager unübersichtlichen Verhältnissen erheblich sein!
- Ausreichend Fremdblutkonserven bereitstellen und kreuzen lassen

Fortsetzung Fallbeispiel
Sie veranlassen die Durchführung einer CT-Angiografie und bereiten die Operation vor. Das Bein sollte komplett abgewaschen werden, um ein Stück der Vena saphena magna entnehmen zu können.

Aneurysma spurium der A. carotis

4

Das Aneurysma spurium der A. carotis ist zum größten Teil iatrogen verursacht, sowohl in Zusammenhang mit einer Punktion als auch nach operativen Karotiseingriffen. Aber auch an posttraumatische Ursachen sollte gedacht und auf klinische Zeichen wie Prellmarken oder Würgemale geachtet werden.

Fallbeispiel
Der diensthabende Anästhesist von der Intensivstation kontaktiert Sie, nachdem ein Shaldonkatheter entfernt wurde. Nach Fehlpunktion unter erschwerten Reanimationsbedingungen wurde dieser offensichtlich in die A. carotis communis implantiert. Jetzt zeigen sich eine massive Schwellung des Halses, Dyspnoe, sonografisch ein Aneurysma spurium der punktierten A. carotis communis (Abb. 4.1). Was empfehlen Sie?

Definition
- Blutung oder pulsierendes Hämatom der A. carotis

Typischer Patient
- Multimorbider Hochrisikopatient bei Narkoseeinleitung
- Patient auf Intensivstation, typischerweise nach Reanimation
- Dialysepatient nach Fehllage eines Vorhofkatheters
- Patient mit akuter Niereninsuffizienz und schwieriger Anlage eines Shaldonkatheters
- Z. n. Carotis-OP
  – wenn erst kürzlich: V. a. technischen Fehler bzw. Nahtruptur
  – wenn schon länger zurückliegend: infektverdächtig
- posttraumatisch
  – Hyperextensionstrauma
  – Suizidversuch durch Erhängen
  – Gewaltanwendung durch (Er-)Würgen

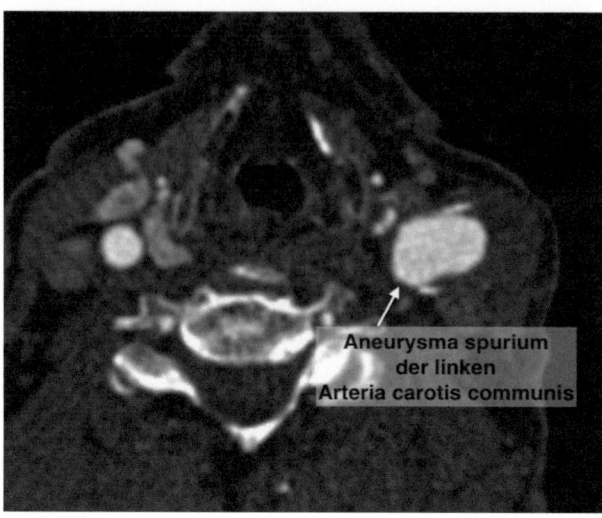

Abb. 4.1 CTA eines Aneurysma spurium der linken Arteria carotis communis

- Patient mit Oropharynx-CA
  - Z. n. Radiatio
  - liegendes Tracheostoma und Arrosion

Typische Situation im Dienst
- Kontaktaufnahme aus Anästhesie wegen Blutung zervikal nach Punktion
- Konsil aus Dialyse bei Blutung/pulsierender Schwellung am Hals
- Patient über Notaufnahme wegen pulsierender Schwellung zervikal
  - teilweise auch schon länger bestehend, jetzt schmerzhaft
  - Polytrauma-Patient mit
  - schwerem HWS-Trauma

Diagnostik
- Klinische Untersuchung
  - Inspektion:
    Infektzeichen
      → Rötung
      → Schwellung
      → Überwärmung
      → Druckschmerz
    offene Wunde
    Punktion sichtbar
    Narbe nach OP
    dislozierter Katheter
    Auskultation
      Schwirren als Hinweis auf eine a. v.-Fistel

4 Aneurysma spurium der A. carotis

- Labor
  - Blutbild (Anämie, Leukozytose, Thrombopenie?)
  - Entzündungswerte
  - Gerinnungsparameter
- Sonografie
  - orientierend
  - Blutung meist gut darstellbar
  - Umgebung gut beurteilbar (z. B. V. jugularis interna)
- CT-Angiografie
  - Diagnostikum der Wahl
  - gute Darstellung von
    Blutungsquelle
    Aneurysmakonfiguration
    Thrombose ober- und unterhalb
    aktive Perfusion
    zerebrale Blutung oder Ischämie

Therapie
- Konservativ
  - Indikationen:
    kleines, nicht mehr perfundiertes Aneurysma
    keine Beschwerden, insbesondere kein Druckschmerz, keine Kompressionserscheinungen
    hohes OP-Risiko bei maligner Grunderkrankung und limitierte Lebenserwartung
  - Vorgehen:
    Schmerztherapie
    ggf. Antibiose bei V. a. Infekt
    Antikoagulation bei V. a. Thrombosierung/Embolisation
    Thrombozytenaggregationshemmung bei Arteriosklerose (postoperativ)
    Gerinnungsoptimierung bei Blutungskomplikation
- Interventionell
  - Indikationen:
    Komplikation bei liegendem Stent
    symptomatisches Aneurysma bei inoperablem Patienten, z. B. erhebliche Weichteilvernarbungen nach multiplen Vor-OPs, Radiatio, Neck Dissection
  - Vorgehen:
    Implantation eines beschichteten Stents
    ggf. Embolisation, allerdings mit dem Risiko einer zerebralen Ischämie
- Operativ
  - Indikationen:
    bei aktiver Blutung und
    Kompressionserscheinungen (Dyspnoe, Schluckstörungen) nach kürzlicher Punktion oder Carotis-OP
    bei Katheterfehllage in Arterie und TIA oder manifestem Apoplex cerebri

– Vorgehen:
  notfallmäßige Revision und Übernähung
  ggf. Anlage eines Interponats notwendig
  bei Katheterfehllage dringliche Entfernung und ggf. Neuanlage auf der Gegenseite

Hintergrunddienst nachts anrufen?

- Bei Komplikationen der Carotiden grundsätzlich anrufen und informieren. Bei Kompressionserscheinungen (Trachea!) können sehr schnell lebensbedrohliche Situationen entstehen

Tipps und Tricks
- Bei OP-Vorbereitung an Neuromonitoring denken
- Vena saphena magna sonografisch darstellen (transplantatgeeignet? Z. n. Stripping der Vena saphena magna?)
- Bein mit besser geeigneter Vena saphena magna steril abwaschen, um diese im Bedarfsfall entnehmen zu können
- Alternativ Einsatz eines Kunststoff-Interponats
- Wenn Punktion/OP schon länger zurückliegen, ist eine einfache Übernähung selten möglich
- Bei Patienten mit maligner Grunderkrankung und zervikaler Vor-OP/Radiatio interventionelles Vorgehen bevorzugen, ggf. auch als Bridging

Fortsetzung Fallbeispiel
Sie organisieren eine notfallmäßige operative Versorgung und lassen den Patienten sofort in den OP bringen. Sie empfehlen zudem die unverzügliche Intubation, denn durch die zunehmende Einblutung kann dies im Extremfall nicht mehr möglich und eine Notfall-Koniotomie notwendig sein.

Aneurysma spurium in der Leiste nach Punktion

5

Das Aneurysma spurium in der Leiste ist eine der häufigsten akuten Blutungskomplikationen, die gefäßchirurgische Expertise benötigen. Sie tritt am häufigsten nach perkutanen Interventionen auf und kann von klein und völlig harmlos bis massiv und lebensbedrohlich reichen.

Fallbeispiel
Anruf von Pflegekraft auf Station: 73-jährige Patientin, heute perkutane transluminale Angioplastie (PTA) der rechten A. femoralis superficialis, jetzt massive Einblutung in die rechte Leiste mit hämodynamischer Relevanz, Blutdruck 80 zu 60, Puls 120. Klinisch massive Schwellung in der Leiste, Patientin somnolent. Was tun Sie? (Abb. 5.1)

Definition
- Punktionsaneurysma in der Leiste, meistens A. femoralis communis, seltener A. profunda femoris oder femoralis superficialis bzw. distale A. iliaca externa

Typischer Patient
- Perkutane Intervention heute oder vor wenigen Tagen
- Teilweise auch Z. n. intensivmedizinischer Behandlung mit arteriellen bzw. venösen Zugängen über die Leiste

Typische Situation im Dienst
- Blutung auf Station bei liegendem Druckverband nach perkutaner Intervention
- Hämorrhagischer Schock auf Intensivstation bei Blutung und Leistenhämatom nach Punktion
- Patient über Notaufnahme mit Schwellung in Leiste nach kürzlich erfolgter Intervention

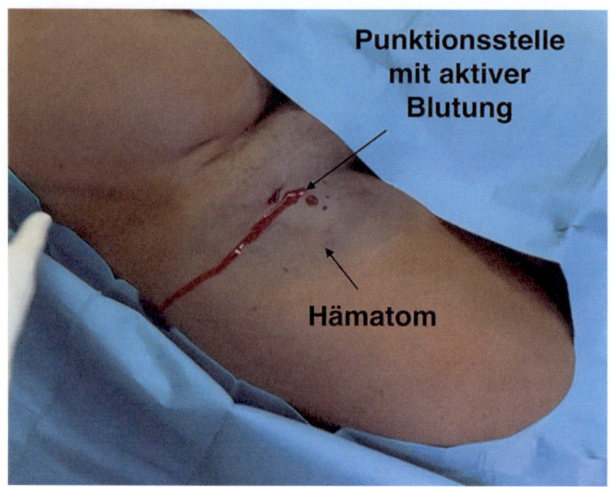

Abb. 5.1 Klinischer Befund eines Aneurysma spurium in der Leiste nach Punktion

Diagnostik
- Klinische Untersuchung
  - klinisch oft bereits sichtbare Einblutung und Hämatom
  - meist pulsierende Schwellung tastbar
- Labor
  - insbesondere Blutbild (Anämie?) und Gerinnung
- Sonografie
  - Darstellung einer aktiven Blutungsquelle
  - Gefäßwandverdickung
  - wenn Punktion bereits länger zurückliegt und V. a. Infekt besteht
  - Größe des Hämatoms
  - aktive Perfusion der Hämatomhöhle
  - Darstellung einer a.v.-Fistel (wenn sowohl Arterie als auch Vene punktionsbedingt verletzt wurden)
- CT-Angiografie
  - Diagnostikum der Wahl bei hämodynamisch stabilen Patienten, allerdings nur bei therapeutischer Konsequenz aufgrund eines großen therapiebedürftigen Hämatoms
  - wenn nur geringgradige Einblutung und stabile Weichteilverhältnisse:
    dann hat CTA keine Konsequenz
    zunächst konservatives Vorgehen indiziert
  - wenn Patient hämodynamisch instabil und äußerlich eindeutig eine Einblutung vorliegt:
    keine weitere Diagnostik, sondern den Patienten direkt in den OP bringen

5 Aneurysma spurium in der Leiste nach Punktion

Therapie
- Konservativ
  - Indikationen:
  kleines Hämatom mit geringgradiger/nicht mehr vorhandener Perfusion
  keine bzw. geringgradige Druckdolenz, palpatorisch weich, keine Hautaffektionen (z. B. Spannungsblasen, livide Verfärbungen)
  - Vorgehen:
  Kompressionsverband
  Bettruhe
  Schmerzmedikation
  Antibiose bei Infekt
  ggf. EKs, je nach Hb-Wert
  Gerinnung optimieren
- Interventionell
  - Indikationen:
  wenn konservative Therapie ohne Erfolg und
  weiterhin Perfusion sowie
  zunehmende Schmerzsymptomatik
  Hautverhältnisse sollten aber unauffällig sein:
    keine pralle Spannung
    keine Spannungsblasen
    kein Infektverdacht
    → dann OP
  - Vorgehen:
  meist elektive Thrombininjektion
    →erfolgt durch Internisten oder Radiologen 5000 E Thrombin auf 5 ml NaCl 0,9 % (1000 E/ ml) in 0,5 ml (= 500 E) Schritten meist genügen 500–1500 E
  Embolisation mit Coils
  Einsetzen eines beschichteten (gecoverten) Stents
- Operativ
  - Indikationen:
  bei großem Hämatom
  bei ausgedehnter Einblutung und
  bei gefährdeten Weichteilverhältnissen (Spannungsblasen, beginnende Hautnekrosen etc.)
  Notfallindikation bei hämorrhagischem Schock
  - Vorgehen:
  Übernähung, Hämatomentlastung, Drainageneinlage

Hintergrunddienst nachts anrufen?
- Wenn instabil, größenprogredient oder durch Kompression nicht stillbare Blutung, dann telefonische Kontaktaufnahme
- Bei erfolgreicher Kompression und beherrschbarer Schmerzsymptomatik genügt Infoweitergabe bei Frühbesprechung

Tipps und Tricks
- Keine CTA bei instabilem Patienten und eindeutigem klinischen Befund. Zeitverlust kann dem Patienten (oft alt und multimorbide) das Leben kosten
- Retroperitoneale Einblutung kann zu massivem Blutverlust führen, auch wenn äußerlich wenig zu sehen ist
- Vorsicht bei Patienten, bei denen die Punktion schon länger zurückliegt: Hier verbirgt sich oft ein Infekt als Ursache, und eine einfache Übernähung ist selten möglich. Deshalb gesamtes Bein abwaschen (Fuß in Beinsack), um ggf. Vena saphena magna entnehmen zu können
- Immer Fußpulse tasten, um arteriellen Verschluss nachgeschaltet nicht zu übersehen. Dieser kann typischerweise aufgrund einer peripheren Embolisation oder einer arteriellen Thrombose im Anschluss an die Kompression entstehen

Fortsetzung Fallbeispiel
Sie organisieren eine notfallmäßige operative Versorgung und bringen die Patientin unter Kompression der Leiste direkt in den OP. Jede Zeitverzögerung durch eine weitere Diagnostik kann die Patientin das Leben kosten.

Anastomosenaneurysma in der Leiste

6

Beim Anastomosenaneurysma in der Leiste handelt es sich um eine häufige Komplikation nach Patchplastik sowie Bypassanlage mit Ursprung bzw. Ansatz im Bereich der Femoralisgabel. Oft wird dieses Krankheitsbild akut und dramatisch angekündigt und stellt sich als chronisch (und damit relativ harmlos) heraus, teilweise handelt es sich allerdings auch um eine hochakute, lebensbedrohliche Situation mit hoher Letalität.

Fallbeispiel
Ein 63-jähriger ungepflegter Patient, der seinen Hausarzt schon länger nicht mehr aufgesucht hatte, wird von diesem notfallmäßig eingewiesen. Die „Einweisungsdiagnose" lautet Aneurysma nach Bypassanlage. Nach kurzer Anamneseerhebung finden Sie heraus, dass bei dem Patienten vor 5 Jahren ein iliakofemoraler Bypass rechts angelegt wurde und seit etlichen Monaten eine Schwellung in der Leiste besteht. Diese bereitet dem Patienten keine Beschwerden, auch aktuell nicht. Seine Gehstrecke ist seit der Bypassanlage uneingeschränkt, er kommt zu Fuß in die Notaufnahme. Die Narbenverhältnisse sind reizlos, es bestehen keine Verfärbungen. Mit bloßem Auge ist die pulsierende Schwellung sichtbar, eine Druckdolenz besteht nicht. Fußpulse sind beidseits kräftig tastbar. In der CTA zeigt sich ein Anastomosenaneurysma, welches schon länger besteht und gut abgekapselt ist (Abb. 6.1). Müssen Sie den Patienten zwingend stationär aufnehmen?

Definition
- Nahtinsuffizienz in der Leiste nach arterieller Rekonstruktion
- Z .n. Patchplastik oder Bypassanlage

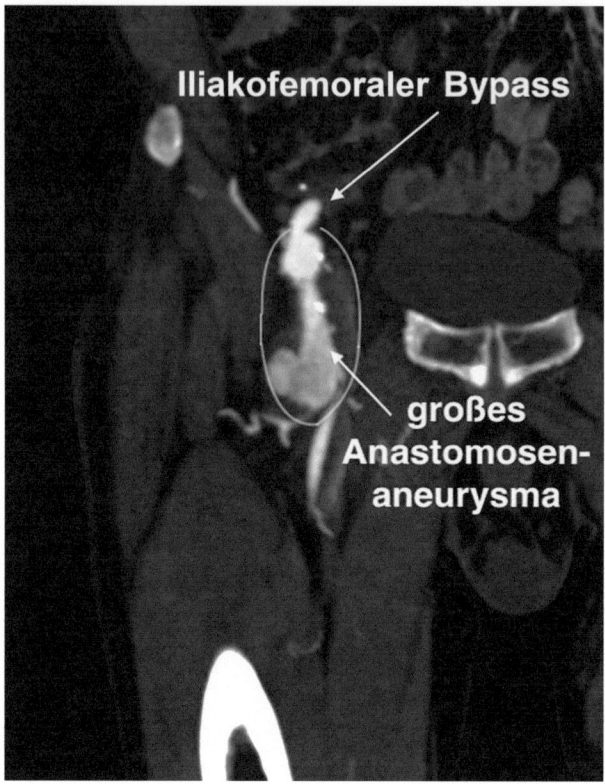

Abb. 6.1 CTA eines großen Anastomosenaneurysmas in der Leiste nach iliakofemoraler Bypassanlage

Typischer Patient
- Typischer „Gefäßpatient", oft multipel voroperiert
- Berichtet über eine pulsierende Schwellung in der Leiste seit längerem, welche oft kaum/nicht schmerzhaft ist, oder
- eine akut aufgetretene schmerzhafte (Druck- oder Spontanschmerz) Vorwölbung mit Blutungskomplikation
- Teilweise auch Infektkonstellation mit Rötung in der Leiste und febrilen Temperaturen

Typische Situation im Dienst
- Patienten mit chronischem Anastomosenaneurysma stellen sich normalerweise elektiv über die Sprechstunde vor.
- Im Dienst meistens Vorstellung aufgrund einer akuten Schwellung mit zunehmenden Schmerzen.

6 Anastomosenaneurysma in der Leiste

- Nicht selten auch „notfallmäßige" Vorstellung vom Hausarzt, der den Befund zum ersten Mal sieht und auf Nummer sichergehen will. Wenn der Patient berichtet, dass er diese Schwellung schon jahrelang hat und Schmerzen verneint, sollten Diagnostik und Therapie elektiv über die Sprechstunde erfolgen.

Diagnostik
- Klinische Untersuchung
  - Narben nach Voroperationen
  - Rötung
  - Schwellung
  - Druckdolenz
  - Fistelung mit Sekretion
- Labor
  - Entzündungswerte erhöht: spricht für Infekt
  - D-Dimere erhöht: könnte Hinweis auf thrombotisches Ereignis sein
- Sonografie
  - Größe des Aneurysmas bestimmbar
  - Kompression der benachbarten Vene sichtbar
  - Parietalthromben darstellbar (selten)
  - Infektzeichen
    Wandverdickung
    vergrößerte Lymphknoten
- CT-Angiografie
  - Ausdehnung der Aneurysmaformation
  - aktive Blutung
  - Perfusion zu- und abführender Gefäße inkl. Bypassverschluss
  - Lufteinschlüsse als deutlicher Hinweis auf einen Infekt

Therapie
- Konservativ
  - Indikationen:
    kleines Aneurysma ohne Symptomatik
    Ablehnung OP
    inoperabler Patient bei Multimorbidität
    limitierte Lebenserwartung bei maligner Grunderkrankung
  - Vorgehen:
    Schmerztherapie
    Antibiose bei Infektverdacht
    niedermolekulares Heparin prophylaktisch (z. B. Clexane® 0,4 ml/40 mg), wenn eingeschränkte Mobilität, oder

niedermolekulares Heparin therapeutisch (z. B. Clexane®) 2×täglich gewichtsadaptiert, wenn Pausierung orale Antikoagulation und Bridging notwendig
ggf. Konakion®, wenn Quick erniedrigt unter Phenprocoumon
PPSB nur im vitalen Notfall, da Risiko für thrombembolische Komplikationen erhöht wird
- Interventionell
    - Indikationen:
    multiple Voroperationen oder
    Z. n. Radiatio
    - Vorgehen:
    Einsetzen eines beschichteten Stents (Bridging oder in palliativer Intention)
    Embolisation, ggf. mit Coils oder Onyx®
- Operativ
    - Indikationen:
    Schmerzen
    rasche Größenprogredienz
    äußerliche und/oder systemische Infektzeichen
    hämorrhagischer Schock
    Sepsis
    drohende Kontinuitätsunterbrechung der Hautoberfläche
    Kompression arteriell/venös mit Ischämie
    - Vorgehen:
    Ausschaltung und Anlage eines Interponats
    Entfernung Kunststoffpatch und autologer (Vene) oder xenogener (Rinderperikard) Ersatz
    Explantation eines infizierten Bypasses
    bei irreversibler Ischämie Amputation („life before limb")

Hintergrunddienst nachts anrufen?
- Wenn keine aktive Blutung und stabiler Zustand, dann stationäre Aufnahme und zur Morgenvisite nüchtern lassen
- Bei aktiver Blutung mit hämodynamischer Instabilität dringliche Kontaktaufnahme notwendig

Tipps und Tricks
- Wenn vertretbar (kein vitaler Notfall, aber dringlich), dann operativen Eingriff auf nächsten Werktag verschieben.
- Eingriffe im Dienst können zu schwerwiegenden Komplikationen führen.
- OP-Gebiet großflächig steril abwaschen und abdecken von Mamille bis einschließlich Bein.
- Ggf. Zugang abdominell/retroperitoneal notwendig, um Zustrom zu kontrollieren.
- Evtl. Venenentnahme notwendig für autologes Interponat.

- Evtl. periphere Embol-/Thrombektomie, wenn periphere Embolisation erfolgt.
- Evtl. Bypassrekonstruktion notwendig, wenn Ischämie und Perfusion durch Thrombektomie nicht hergestellt werden können.
- Bei Ischämie Fuß frei lassen, um Reperfusion zu beurteilen.

Fortsetzung Fallbeispiel
Eine stationäre Aufnahme ist nicht zwingend erforderlich. Es handelt sich offensichtlich um ein chronisches Anastomosenaneurysma. Einen arteriellen Verschluss sollten Sie ausschließen, was allein durch die Anamnese (uneingeschränkte Gehstrecke) und den Pulsstatus (kräftig tastbare Fußpulse) zu gewährleisten ist. Die weitere elektive OP-Planung können Sie ambulant über die Sprechstunde organisieren.

Rupturiertes Popliteaaneurysma 7

Das rupturierte Popliteaaneurysma (Abb. 7.1) ist eine eher seltene, aber schwerwiegende Komplikation eines Popliteaaneurysmas mit hohem (bis zu 50 %) Risiko des Extremitätenverlustes. Schnelles Handeln ist gefragt, meist durch eine operative Rekonstruktion inkl. Fasziotomie.

Fallbeispiel
Anruf aus einem benachbarten Krankenhaus der Grund- und Regelversorgung, in welchem sich ein 83-jähriger Patient einem operativen Eingriff in der Kniekehle unterzogen hat: Unter der Verdachtsdiagnose eines Abszesses in der Kniekehle bei starker Rötung und Schwellung wurde hier die operative Abszessspaltung indiziert. Intraoperativ stellt sich der vermeintliche Abszess allerdings als gedeckt rupturiertes Popliteaaneurysma heraus. Der Kollege bittet um die zügige Verlegung des Patienten in die Gefäßchirurgie. Eine aktive Blutung besteht nach suffizienter Naht nicht. Wie verhalten Sie sich?

Definition
- Ruptur und Blutung eines Aneurysmas der A. poplitea
- Aneurysma verum meist bei Infekt (= mykotisches Aneurysma)
- Aneurysma spurium posttraumatisch (Stichverletzung oder Knieluxationsfraktur) oder iatrogen (z. B. nach Knie-TEP oder Arthroskopie)

Typischer Patient
- Meist älterer Patient mit kardiovaskulärem Risikoprofil
- Männer >> Frauen
- Nicht selten „Aneurysma-Anamnese" positiv
  - etwa jeder 2. hat ein Aortenaneurysma
  - etwa jeder 3. hat auch auf der anderen Seite ein Popliteaaneurysma
- Oft zusätzlich periphere Ischämie bei Verschluss des Aneurysmas oder Embolisation

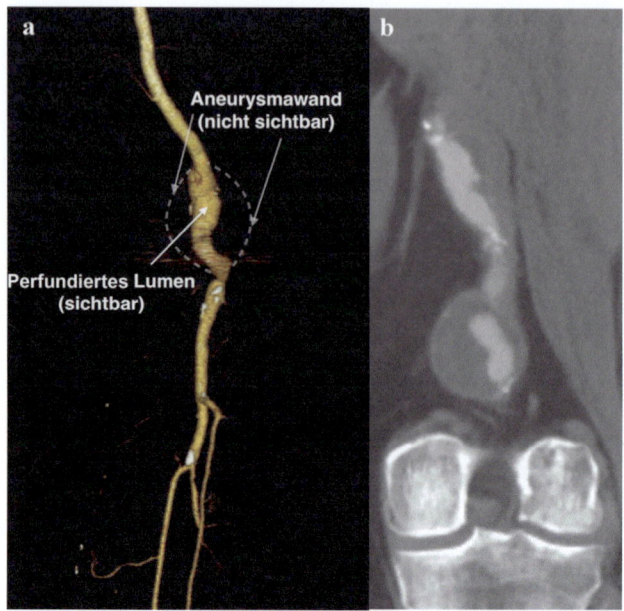

Abb. 7.1 a, b **a** MR-angiografische Darstellung eines Popliteaaneurysmas, welches leicht übersehen werden kann, da nur das perfundierte Lumen sichtbar ist. Der Aneurysmasack wird aufgrund des meist vorhandenen Parietalthrombus nicht dargestellt. **b** In der CTA stellen sich das Aneurysma, der Aneurysmasack sowie der Parietalthrombus dar

- Bei jüngeren Patienten fast ausnahmslos Trauma oder OP (z. B. Kniegelenksarthroskopie) in Vorgeschichte
  - Aneurysma spurium

Typische Situation im Dienst
- Meist über die Notaufnahme
- Patient berichtet über Schmerzen im Kniegelenk mit Schwellung (auf Nachfrage besteht diese allerdings oft schon länger)
- Teilweise auch Zuverlegung von auswärtigem Krankenhaus aufgrund einer dort veranlassten Exploration der Kniekehle bei V. a. Bakerzyste, die sich als Aneurysma „entpuppt"
- Konsil von Internisten bei im Rahmen einer Infektabklärung diagnostiziertem Popliteaaneurysma und Verdacht auf septische Streuung (mykotisches Aneurysma)

Diagnostik
- Klinische Untersuchung
  - sicht- und tastbare Schwellung/Pulsation in der Kniekehle

- Labor
  - bei V. a. Infekt
  - Blutbild
- Abstrich (prä- oder intraoperativ)
- Sonografie
  - meist nur orientierend zur Stellung der Verdachtsdiagnose
- CT-Angiografie
  - Diagnostik der Wahl
  - schnell (dauert nur wenige Minuten)
  - Beurteilung der Wand sowie des Lumens und der Peripherie
  - zudem auch orientierende Beurteilung der Vena saphena magna als potenzielles Transplantat möglich
- Histologische Untersuchung des OP-Präparats nicht vergessen, um ggf. Vaskulitis oder Bindegewebserkrankung nachzuweisen oder auszuschließen

Therapie
- Konservativ
  - Indikationen:
    allenfalls als Überbrückung bis zur definitiven Versorgung
    irreversible Ischämie des Beines und Notwendigkeit Ablatio major, welche abgelehnt wird (sollte immer schriftlich dokumentiert und unterschrieben werden!)
  - Vorgehen:
    Kompression
    Schmerzmedikation
    Antibiose bei Verdacht auf Infekt
- Interventionell
  - Indikationen:
    wenn Landezonen proximal und distal >3 cm
    eher als Bridging-Verfahren
    →insbesondere bei V. a. Infekt keine Dauerlösung
    →zur vorübergehenden Blutungskontrolle und Wiederherstellung der Perfusion geeignet
  - Vorgehen:
    antegrade Punktion und Implantation eines beschichteten Stents (z. B. Viabahn® der Firma Gore)
- Operativ
  - Indikationen:
    Blutung
    massives Hämatom
    Ischämie
    Kompartmentsyndrom
    Sepsis bei Infekt
  - Vorgehen:

meist Notfall-OP
Ligatur und Anlage eines Interponats
Zugang von dorsal
  →teilweise unübersichtlich
  →Ausdehnung des Eingriff nach proximal und distal kann schwierig werden
Zugang von medial in Rückenlage
  →Zugang der Wahl
  →Übersichtlichkeit am besten
  →Ausdehnung nach proximal und distal möglich
  →Entnahme der Vena saphena magna möglich

Hintergrunddienst nachts anrufen?
- Meist Notfallindikation und Kontaktaufnahme notwendig

Tipps und Tricks
- OP in Rückenlage möglichst bevorzugen, da Zugang nach proximal und distal zwanglos erweitert werden kann
- Im Zweifel alloplastische Rekonstruktion, insbesondere wenn Zeitdruck aufgrund einer Ischämie besteht
- Abstrich intraoperativ durchführen (Infekt?)
- Histologische Untersuchung des OP-Präparats nicht vergessen! (Entzündung? Arteriosklerose? Bindegewebserkrankung?)

Fortsetzung Fallbeispiel
Selbstverständlich sind Sie bereit, den Patienten zu übernehmen und bitten den Kollegen, dem Patienten dennoch einen Druckverband anzulegen und ihm 5000 IE Heparin als Bolus zu verabreichen. Der Kollege fragt Sie überrascht, ob er bei der Blutungskomplikation wirklich Heparin geben soll, was Sie nochmals bejahen. Sie befürchten durch die suffiziente Naht (Blutung kam ja zum Stillstand) einen Verschluss der Arterie und möchten eine Progredienz vermeiden. Sie informieren Ihren Rufdienst, OP-Pflege, Anästhesie und Notaufnahme über den Patienten und die notfallmäßige OP-Indikation.

Teil III
Arterielle Verschlüsse

Akuter arterieller Verschluss des Beines

8

Beim „akuten Verschluss", im Klinikjargon auch als „kaltes Bein" bezeichnet, handelt es sich um einen der wichtigsten Notfälle in der Gefäßchirurgie und die häufigste OP-Indikation außerhalb der regulären Arbeitszeit (Abb. 8.1).

Fallbeispiel
Eine 84-jährige Patientin wird eingewiesen mit der Verdachtsdiagnose eines arteriellen Verschlusses. Sie kommt aus dem betreuten Wohnen, ist rüstig und berichtet, dass sie seit 2 h plötzlich einen kalten Fuß hat und ihn nicht mehr richtig spürt. Vorher hatte sie keinerlei Beschwerden. Bei der klinischen Untersuchung spüren Sie bereits auf der betroffenen Seite einen abgeschwächten Leistenpuls, auf der Gegenseite sind bis zum Fuß die Pulse kräftig, allerdings arrhythmisch, tastbar. Sonografisch zeigt sich ein Embolus im Bereich der rechten Femoralisgabel. Organisieren Sie eine CTA?

Definition
- Akut auftretender Verschluss einer Extremitätenarterie
- Untere > obere Extremität (ca. 20:1)
- Bis 14 Tage nach Symptombeginn, danach spricht man von chronischer Durchblutungsstörung im Sinne einer peripheren arteriellen Verschlusskrankheit

Einteilung
- nach Rutherford/TASC (Trans Atlantic InterSociety Consensus)
    - I: kompensiert, Sensomotorik intakt, Schmerzen bei Belastung, elektive Versorgung möglich,
    aber Merke: Um eine akute Ischämie handelt es sich definitionsgemäß nur innerhalb der ersten 14 Tage, ab Tag 15 ist es korrekterweise eine pAVK im Stadium II nach Fontaine

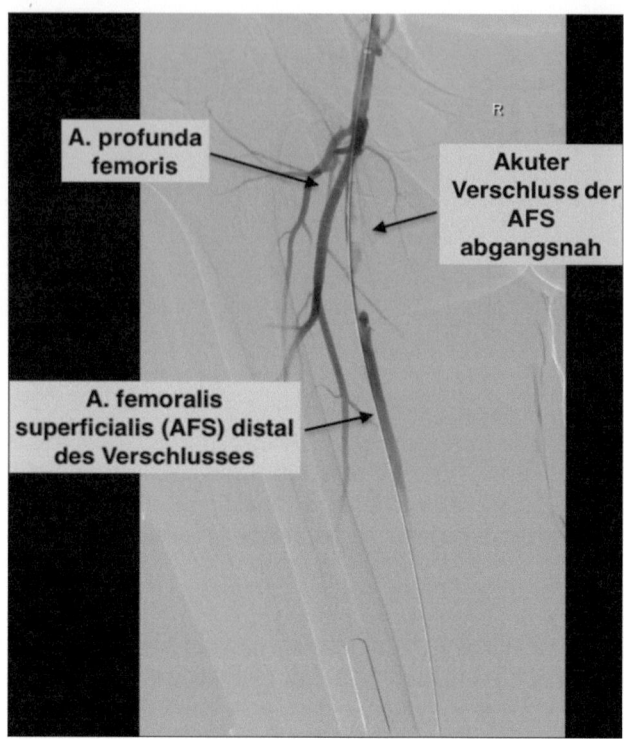

Abb. 8.1 Angiografische Darstellung eines akuten Verschlusses der A. femoralis superficialis rechts

- IIa: mäßig kompensiert, Sensibilität eingeschränkt, Motorik intakt, Versorgung innerhalb von 24–48 h
- IIb: nicht kompensiert, Sensomotorik eingeschränkt, Revaskularisation innerhalb von 6 h indiziert
- III: dekompensiert, Sensomotorik komplett aufgehoben, Extremität nicht erhaltungsfähig, Amputation indiziert

Typischer Patient
- Älterer Patient mit entsprechendem kardiovaskulären Risikoprofil (KHK, arterielle Hypertonie, Diabetes mellitus, Nikotinabusus)
- Bekannte und vorausgehende operative sowie interventionelle Gefäßrekonstruktionen
- Teilweise auch „gefäßgesund" bei Embolie und Vorhofflimmern
- Nicht selten handelt es sich um Herzschrittmacherträger

8 Akuter arterieller Verschluss des Beines

Typische Situation im Dienst
- Ankündigung eines „kalten Beines" über den Rettungsdienst
- Konsil von anderen Stationen mit der Verdachtsdiagnose eines arteriellen Verschlusses
- Typische Risikokonstellation nach perkutaner Intervention (Neurologie, Neuroradiologie, Kardiologie, Radiologie)
  - hier dann oft arterielle Thrombose in der Leiste
  - ggf. mit peripherer Embolisation (A. poplitea!)
  - teilweise auch verursacht durch fehlerhaft platziertes Verschlusssystem
- Klassischerweise bei Patientin im hypovolämischen oder kardiogenen Schock und vorbestehender pAVK

Kasuistik-Beispiel: 55-jähriger intubierter Raucher mit einem Myokardinfarkt, der im kardiogenen Schock einen kalten, livide verfärbten linken Fuß entwickelt hat. Die koronare Intervention erfolgte transbrachial. In der CTA zeigt sich ein kurzstreckiger Verschluss der A. iliaca communis auf der betroffenen Seite, und die Kollegen der Anästhesie wünschen ein gefäßchirurgisches Konsil bei „akutem Beckenverschluss". Nach erfolgreicher Reanimationsbehandlung und Wiedererreichen eines suffizienten Kreislaufs bildet sich der Befund allerdings komplett zurück. Nach Extubation berichtet der Patient, dass er schon vorher auf der rechten Seite eine schwere Claudicatio-Symptomatik hatte und nur noch 50–100 m gehen konnte. Hier tut man gut dran, keine invasive oder operative Therapie zu indizieren, sondern einfach abzuwarten und „cool" zu bleiben. Übertriebener Aktionismus kann Schaden anrichten.

- Pulsloses und livides Bein bei nicht anamnesefähigen, dementen Patienten aus dem Pflegeheim
  - oft Rutherford III und Amputation indiziert

Diagnostik
- Klinische Untersuchung
  - Ischämiezeichen = 5 Ps nach Pratt
    Pulsstatus (Pulselessness)
    Blässe (Paleness)
    Schmerzen (Pain)
    Sensibilität (Paresthesia)
    Motorik (Paralysis)
      Hinweis: Das „6. P nach Pratt" (Prostration = Schock) wurde bewusst weggelassen, da es im Klinikalltag selten gebraucht bzw. gesehen wird
  - Bestimmung Knöchel-Arm-Dopplerindex (Ankle brachial index, ABI)
- Labor
  - Creatininkinase (CK), Myoglobin
  - Gerinnung

- Sonografie
  - ausreichend bei eindeutigem Befund
    Embolus in Femoralisgabel oder Poplitea gut darstellbar
    arrhythmischer Patient
    Fußpulse auf der Gegenseite tastbar
    keine wesentlichen Arteriosklerosezeichen
      →dann ohne weitere Diagnostik unverzügliche Therapieindikation stellen
- CT-Angiografie
  - Diagnostikum der Wahl bei komplexen bzw. unklaren Befunden
    schnell verfügbar
    aussagekräftig
    grundsätzlich zu empfehlen bei V.a. arterielle Thrombose und durch Atherosklerose vorgeschädigte Gefäße (nicht bei Embolie mit gesunden Gefäßen)
    Hinweise für arterielle Thrombose sind:
    →Voroperationen (Bypässe)
    →Patient rhythmisch
    →sonografisch Verkalkungen sichtbar
    →keine Pulse auf der Gegenseite tastbar

Therapie

- Konservativ
  - Indikationen:
    gering- bzw. asymptomatischer Verschluss
    inoperabler Patient
    Ablehnung eines operativen Eingriffs
    irreversible Ischämie (Rutherford III)
  - Vorgehen:
    Schmerztherapie
    Thrombozytenaggregationshemmung und/oder
    Antikoagulation
    bei Rutherford-I-Ischämie: engmaschige Überwachung
    bei Rutherford-III-Ischämie: in Abhängigkeit vom Behandlungswunsch
      →Wenn Amputation abgelehnt wird und Angehörige dies wünschen, kann eine palliative Therapie bis zum Lebensende (meist wenige Tage) auch in häuslicher Umgebung erfolgen
      →Wichtig ist allerdings die schriftliche Dokumentation, dass die Amputation abgelehnt wird!

Beispiel einer häufigen Konstellation: eine 92-jährige demente Patientin mit chronischem Vorhofflimmern ohne Antikoagulation bei rezidivierenden Hirnblutungen befindet sich in der Notaufnahme. Sie kommt aus dem Pflegeheim und hat ein livide verfärbtes Bein, welches kalt ist und einen kompletten Verlust der Sensomotorik aufweist. Die Patientin kann ihren Willen nicht äußern, die Tochter ist die gesetzliche Betreuerin und lehnt im Sinne des mutmaßlichen Willens ihrer Mutter die Oberschenkelamputation ab. Dies ist prinzipiell vernünftig und durchaus vertretbar, allerdings ist eine schriftliche Dokumentation der Amputationsablehnung wichtig. Nur so können sich behandelnde Ärzte vor potenziellen Klagen und Schadensersatzansprüchen absichern.

- Interventionell
  - Indikationen:
    im Stadium IIa nach Rutherford
    bei Behandlungswunsch und Leidensdruck auch im Stadium I
    bei kurzstreckigen Stenosen/Verschlüssen
    krurale Verschlüsse auch längerstreckig oft interventionell
  - Vorgehen:
    Lysetherapie
    perkutane transluminale Angioplastie (PTA)
    Stentimplantation
    CERAB („covered endovascular repair of aortic bifurcation")
- Operativ
  - Indikationen:
    Stadium IIb mit Zeitdruck
    aortale Verschlüsse bis zu den Nierenarterien reichend
    nach frustranem endovaskulärem Vorgehen
    bei Rutherford-III-Ischämie und Behandlungswunsch (Ablatio)
    Kompartmentsyndrom (Fasziotomie)
  - Vorgehen:
    Embolektomie bei embolischem Verschluss (bei weichem Gefäß Querarteriotomie)
    Thrombektomie mit Patch bei arterieller Thrombose
    Bypassanlage, wenn Revaskularisation nicht erfolgreich
    Ablatio major
    Fasziotomie

Hintergrunddienst nachts anrufen?
- Je nach Ischämiestadium
- Im Stadium der kritischen akuten Ischämie (Rutherford IIb) immer anrufen und OP notfallmäßig durchführen
- Bei Rutherford I, IIa oder auch III genügt Info am Folgetag, aber Patienten zur Visite nüchtern lassen

Tipps und Tricks
- Pulse auf der Gegenseite immer tasten
- Wenn vorhanden, dann wahrscheinlich Embolie
- Wenn auf Gegenseite keine Pulse tastbar und ABI reduziert, dann besteht der V.a. pAVK

- Heparin bei Diagnosestellung, meist als Bolus 5000 IE, wird oft schon durch den Notarzt verabreicht. Daher bei Übergabe erfragen bzw. Protokoll anschauen
- Postoperativ kritisch Heparinperfusor indizieren, da hierdurch das Blutungsrisiko erhöht ist und kein gesicherter Benefit bzgl. Bypass-Offenheit besteht. Der Operateur entscheidet. Insbesondere bei zusätzlicher Fasziotomie ist hier teilweise unter Heparingabe ein nicht unerheblicher Blutverlust über die großflächige Wunde zu möglich
- Fasziotomie großzügig indizieren und durchführen. Lieber zu früh als zu spät! Kein Patient klagt wegen zusätzlicher Schnitte am Bein, die meistens gut verheilen. Die häufigste Ursache für Patientenklagen ist der Extremitätenverlust

Fortsetzung Fallbeispiel
Sie müssen (natürlich in Abhängigkeit und unter Berücksichtigung der klinikinternen Standards) bei der Patientin keine CTA durchführen, sondern können allein aufgrund der klinischen Befunde (Arrhythmie, kräftig tastbare Fußpulse auf der Gegenseite, sonografisch gesicherter Embolus in der Femoralisgabel) die Diagnose eines embolischen Verschlusses stellen und die Patientin für den operativen Eingriff vorbereiten. Dieser sollte baldmöglichst, spätestens innerhalb von 6 h, erfolgen.

Periphere arterielle Verschlusskrankheit (pAVK) im Stadium IV

„Schwarze Zehen" gehören sozusagen zum Alltag in der Gefäßchirurgie (Abb. 9.1). Im Dienst begegnen sie einem ebenfalls sehr häufig, sodass Kenntnisse über Diagnostik und Therapie essenziell sind.

Fallbeispiel
79-jähriger Patient, Diabetiker mit einem schlecht eingestellten Blutzucker (HbA1c 11,1 %) wird in die Notaufnahme gebracht. Die Ehefrau berichtet, dass er seit einigen Tagen eine schwarze Zehe hat und seit dem Vortag auch Fieber. Außerdem wurden ihm schon öfters die „Adern" aufgedehnt. Bei der Untersuchung sehen Sie eine feuchte Gangrän der rechten Großzehe mit Rötung des gesamten Vorfußes, die Temperatur ist erhöht auf 38,9 °C, der Patient macht einen sehr reduzierten Eindruck. Der Ankle-Brachial-Index (ABI) ist auf der betroffenen Seite reduziert auf 0,3, ein Leistenpuls ist tastbar, Poplitea- und Fußpulse sind nicht tastbar. Sonografisch besteht der Verdacht auf einen langstreckigen Verschluss der A. femoralis superficialis. Bereiten Sie den Patienten für eine MRA und Bypassanlage inkl. Zehenamputation am Folgetag vor?

Definition
- ≥14 Tage anhaltender Verschlussprozess der Arterien im Bereich der unteren Extremität mit trophischen Hautläsionen

Einteilung
- Nach Fontaine in I–IV
  - I: asymptomatisch
  - II: belastungsabhängige Schmerzen
  - III: Ruheschmerzen
  - IV: trophische Hautläsionen

9 Periphere arterielle Verschlusskrankheit (pAVK) im Stadium IV

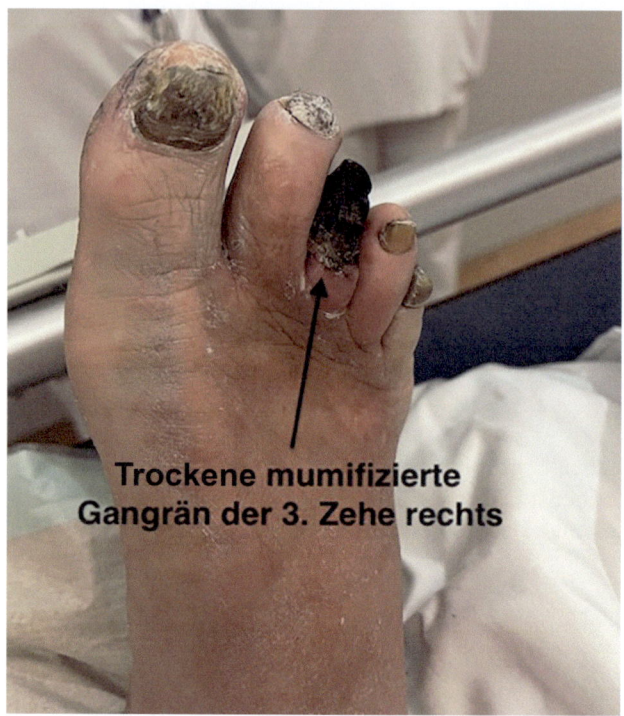

Abb. 9.1 Klinischer Befund einer pAVK im Stadium IV mit trockener Gangrän der 3. Zehe rechts

- Nach Rutherford in 0–6
  - 0: asymptomatisch
  - 1: belastungsabhängige Schmerzen geringgradig
  - 2: belastungsabhängige Schmerzen mäßig
  - 3: belastungsabhängige Schmerzen stark
  - 4: Ruheschmerzen
  - 5: Ulzera oberflächlich
  - 6: Ulzera tiefgreifend

Typischer Patient
- Patient mit chronischem Ulcus am Unterschenkel (lateral >> medial)
- Schwarze Zehen seit längerem, jetzt mit zunehmend Schmerzen, Rötung, putrider Sekretion und Fieber
- pAVK bereits bekannt, periphere OPs und Interventionen vorausgehend
- Langjähriger Diabetiker mit fortgeschrittenen Ulzera und Weichteilinfektionen
- Oft bereits Z. n. Zehenamputationen oder Ablatio major kontralateral

Typische Situation im Dienst

9 Periphere arterielle Verschlusskrankheit (pAVK) im Stadium IV

- Vorstellung über Notaufnahme mit Fieber, Schüttelfrost, zunehmenden Schmerzen
- Oft auch Patienten aus dem Pflegeheim mit „schwarzem Fuß", vielfach Freitagabend oder vor Feiertagen (Weihnachten/Ostern)
- Konsil aus der Dialyse bei schwarzen Zehen zur weiteren Abklärung
- Patient aus Kardiologie und bekannter oder fraglicher pAVK (Komorbidität!) zur weiteren Abklärung und ggf. Übernahme

Diagnostik
- Klinische Untersuchung
  - akrale Ulzera und Gangrän, avital, oft Sehnen bzw. Gelenke freiliegend
  - Ulzera lateral und Fußrücken (medial spricht für venöse Problematik)
  - Fußpulse nicht tastbar
  - ABI oft reduziert auf $\leq 0{,}5$
- Sonografie
  - Stenosen/Verschlüsse
  - monophasische Signale oft bereits in Kniekehle ableitbar
- Röntgen in 2 Ebenen
  - Osteolysen
  - Luxationen
- MRA
  - zur Therapieplanung
- Digitale Subtraktionsangiografie (DSA)
  - antegrad in Interventionsbereitschaft, wenn V. a. Stenosen femoral, popliteal oder krural
  - retrograd oder Crossover bei iliakalen Stenoseprozessen

Therapie
- Konservativ
  - Indikationen:
    bei oberflächlichen Ulzera und
    Ausschluss hämodynamisch relevanter Stenosen
    wenn Patient immobil/bettlägerig/mit Kontrakturen in Hüft- und Kniegelenk
    → aufwendige Bypassrekonstruktionen nicht gerechtfertigt
    → DSA/perkutane transluminale Angioplastie (PTA) teilweise nur in Narkose möglich (bei Demenz/Incompliance) mit hohem Nachblutungsrisiko
    →Ablatio major sollte bei oberflächlichen Ulzera so lange wie möglich hinausgezögert werden
  - Vorgehen:
    Wundsäuberung
    möglichst trockene Verbände
    Wattepolsterung
    Antibiose bei Infekt (kritisch indizieren)
    Schmerztherapie
- Interventionell

- Indikationen:
  kurzstreckige Stenosen/Verschlüsse
  Bypassverschluss
  Stentverschluss
  Instent-Stenose
- Vorgehen:
  Angiografie in Interventionsbereitschaft
  PTA/Stent
  Lyse
  Aspirationsthrombektomie
- Operativ
  - Indikationen:
    langstreckige Verschlüsse
    frustraner Interventionsversuch
    tiefgreifende Weichteilinfekte
    ausgedehnte Gangrän/Ulzera
    nicht erhaltungsfähige Extremität
  - Vorgehen:
    operative Bypassrekonstruktion
    Wunddebridement, ggf. mit VAC®-Anlage
    Amputation

Hintergrunddienst nachts anrufen?
- Üblicherweise nicht notwendig, Info genügt am Folgetag
- Patient zur Visite nüchtern lassen, um ggf. OP durchführen zu können

Tipps und Tricks
- Bei Zehengangrän ohne wesentliche Infektzeichen und kurzstreckigen arteriellen Stenosen
  - zunächst interventionelle Rekanalisation
  - dann Amputation
- Bei Zehengangrän ohne wesentliche Infektzeichen und langstreckigen Stenosen/Verschlüssen
  - operative Gefäßrekonstruktion und Zehenamputation früh-elektiv (nicht notfallmäßig) in „einer Sitzung"
- Bei Zehengangrän mit lokalen und systemischen Infektzeichen
  - dringliche Indikation zur Zehenamputation/Abszessspaltung/Debridement
  - dann frühestmöglich elektive Gefäßrekonstruktion
- Keine aufwendige Rekonstruktion bei nicht erhaltungsfähiger Extremität
  - kann zur septischen „Einschwemmung" führen
- Möglichst kein Debridement einer trockenen Fersennekrose bei bettlägerigen konservativ behandelten Patienten
  - durch das Debridement kann aus einem stabilen Befund ein instabiler mit Sepsis, Blutungskomplikation und amputationspflichtigem Befund werden

Fortsetzung Fallbeispiel
Da der Patient offensichtlich eine ausgeprägte Infektkonstellation mit systemischer Streuung ausweist, sollten Sie die Zehenamputation noch am Aufnahmetag durchführen. Im Idealfall ist hierfür ein regionales Betäubungsverfahren möglich. Anschließend ist allerdings zeitnah, im Idealfall am Folgetag und nach vorheriger Bildgebung mittels MRA, die operative Bypassanlage indiziert. Nur so ist eine ungestörte Wundheilung möglich.

Akuter arterieller Verschluss am Arm 10

Der „akute Verschluss" am Arm wird im Klinikjargon als „kalter Arm" bezeichnet und ist ein typischer, aber deutlich seltenerer Notfall als der akute Verschluss einer Beinarterie. Fast ausnahmslos entsteht er durch eine arterielle Embolie mit Emboliequelle „Herz" bei Vorhofflimmern oder Herzwandaneurysma (Abb. 10.1).

Fallbeispiel
42-jähriger adipöser Patient klagt über ein Kältegefühl im linken Arm seit ca. 2 h. Vorher hatte er ab und zu mal ein Pelzigkeitsgefühl in den Fingern, was allerdings stets zügig rückläufig war. Er nimmt Acetylsalicylsäure 100 mg einmal täglich bei Zustand nach Myokardinfarkt vor 3 Jahren. In der Familie sind Gefäßerkrankungen bekannt. Bei der klinischen Untersuchung fehlen sowohl der Brachialis- als auch die Handgelenkspulse auf der betroffenen Seite. Auf der Gegenseite sind diese kräftig und rhythmisch tastbar. Sonografisch stellt sich ein thrombotischer Verschluss der A. brachialis dar. Lassen Sie den Patienten anhand Ihrer Befunde mit der Verdachtsdiagnose eines Verschlusses der A. brachialis links ohne weitere Diagnostik in den OP bringen?

Definition
- Akuter Verschluss einer Schulter-Arm-Arterie, meist A. brachialis (cubitalis) inkl. Bifurkation
- „Kalter" Arm

Typischer Patient
- Meist älterer Patient mit bekannten Herzrhythmusstörungen
- Oft orale Antikoagulation
  - schlecht eingestellt (Marcumar® und Quick >40 %)
  - Pausierung wegen anderer OP (z. B. Zahn-OP)

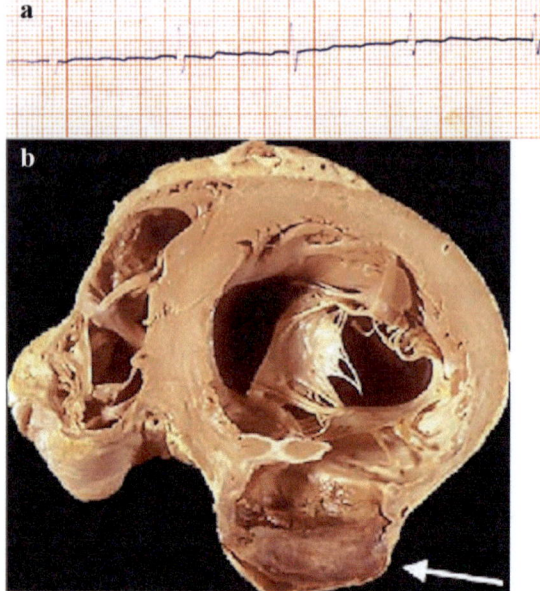

Abb. 10.1 a, b **a** Typisches EKG bei einem Patienten mit chronischer Arrhythmie bei Vorhofflimmern und einem embolischen Verschluss, **b** Herzwandaneurysma nach Hinterwandinfarkt mit intrakardialem Thrombus (Pfeil) als Emboliequelle

- Teilweise auch jüngere Patienten mit einem Dialyseshunt
- Selten traumatisch bedingt, z. B. bei Schulterluxation und Abriss bzw. Dissektion der A. axillaris
- Noch seltener sportassoziiert, z. B. beim Thoracic Outlet Syndrom (TOS)

Typische Situation im Dienst
- Vorstellung in Notaufnahme mit „kalter Hand" oder
- Konsil aus Neuro- bzw. Kardiologie
- Nicht selten werden Patienten zunächst aufgrund eines embolischen Apoplex cerebri oder V. a. Myokardinfarkt bei in den Arm ausstrahlenden Schmerzen aufgenommen und dann im Verlauf in der Gefäßchirurgie vorgestellt. Diese Konsilanfragen erfolgen häufig außerhalb der regulären Arbeitszeit.

Diagnostik
- Klinische Untersuchung
  - kalte Hand
  - livide Verfärbung
    selten, da meist gute Kollateralfunktion
  - keine Pulse am Handgelenk tastbar
  - ggf. Anschlagspuls in Ellenbeuge tastbar
  - wenn Embolus knapp unterhalb im Bereich der Brachialisbifurkation hängt
  - Puls oft arrhythmisch

10 Akuter arterieller Verschluss am Arm

- Labor
  - Gerinnung
    oft erster Hinweis auf schlecht eingestellte orale Antikoagulanzien
  - Blutbild
    Thrombozytose?
- Sonografie
  - B-Bild veranschaulicht schon den echoarmen Embolus
- EKG
  - zur Bestätigung und Klassifikation einer kardinalen Arrhythmie
  - oft Vorhofflimmern
  - Langzeit-EKG kann im Verlauf noch indiziert sein
- Herzechokardiografie
  - Nachweis bzw. Ausschluss eines intrakardialen Thrombus
  - bei V. a. Herzwandaneurysma
    insbesondere bei Z. n. Myokardinfarkt sollte dies ausgeschlossen werden
  - bei Klappenvitien
    septische Embolisation möglich
- CT-Angiografie
  - in Ausnahmefällen
    z. B. bei V. a. aortalen Verschluss oder
    zusätzlich zerebrale bzw. vertebrobasiläre Embolisation
    nach einem Trauma
    bei „untypischem" Patienten: rhythmisch, jünger
      → es könnte sich auch um ein Aneurysma der zuführenden Arterien handeln oder
      → es könnte eine Aortendissektion dahinterstecken

Therapie
- Konservativ
  - Indikationen:
    wenn asymptomatischer Verschluss
    kompensierter Verschluss und OP elektiv möglich
    bei inoperablem Patienten
  - Vorgehen:
    Heparin als Bolus (5000 IE)
    Heparinperfusor (1000 IE/24 h, PTT-Zielwert 60–80) oder
    niedermolekulares Heparin gewichtsadaptiert (z. B. Enoxaparin = Clexane®
    2×täglich mg in kgKG)
    ggf. unfraktioniertes Heparin s.c. (z. B. Heparin = Liquemin® 5000 IE
    3×täglich)
    Schmerzmedikation
- Interventionell
  - Indikationen (sehr selten):
    bei kurzstreckigem Verschluss
    bei Z. n. Voroperationen oder

bei Z. n. Radiatio
bei simultanem Verschluss zerebral
- Vorgehen:
Lyse systemisch oder lokal
ggf. mit perkutaner transluminaler Angioplastie (PTA)
- Operativ
  - Indikationen:
    bis auf wenige Ausnahmen besteht bei jedem eindeutig embolischen Verschluss der Brachialisgabel eine OP-Indikation
    bei ausgeprägter Ischämie
    bei Kompartmentsyndrom
  - Vorgehen:
    Embolektomie, auch in Lokalanästhesie möglich
    mit Fasziotomie (selten notwendig)

Hintergrunddienst nachts anrufen?
- Üblicherweise bei kompensierter Ischämie nicht notwendig, Info genügt am Folgetag
  - aber abhängig von abteilungsinternen Standards!
  - Patient auf jeden Fall zur Visite nüchtern lassen, um OP durchführen zu können
- Bei dekompensierter Ischämie OP notfallmäßig durchführen und Kontaktaufnahme unerlässlich

Tipps und Tricks
- Oft ist aufgrund der guten Kollateralisierung der klinische Befund gut kompensiert
- Dennoch sollte eine operative Embolektomie nach Diagnosesicherung baldmöglichst erfolgen
- Postoperativ oft Indikation für orale Antikoagulation
- NOAK (z. B. Rivaroxaban = Xarelto® 20 mg 1 × täglich) oder
- Orale Antikoagulation (Phenprocoumon = Marcumar® nach INR/Quick)

Fortsetzung Fallbeispiel
In diesem Fall empfiehlt sich auf jeden Fall noch eine CT-Angiografie der supraaortalen Äste bis einschließlich der A. axillaris. Die Patientenkasuistik ist keine typische und scheinbar „einfache" Konstellation, differenzialdiagnostisch kann aufgrund des Alters und der Vorgeschichte durchaus auch ein embolisierender Prozess im Bereich der zuführenden Äste (Stenose, Plaqueruptur oder ein Aneurysma) ursächlich sein. Um intraoperative Überraschungen zu vermeiden, empfiehlt sich in solchen Fällen daher unbedingt noch die Durchführung einer Schnittbildgebung.

Teil IV
Venöse Verschlüsse

Thrombophlebitis der Armvenen

Die Thrombophlebitis am Arm ist in den meisten Fällen auf einen peripheren Venenzugang zurückzuführen, daher handelt es sich um eine häufige Konsilanfrage und Komplikation auf Station. Sie ist in aller Regel harmlos und konservativ therapierbar. Bei rezidivierenden Thrombophlebitiden ohne ersichtlichen Anlass sollte ein Malignom ausgeschlossen werden (Stichwort: Thrombophlebitis migrans/saltans).

Fallbeispiel
Bei einer 53-jährigen Patientin, welche aufgrund einer Lobär-Pneumonie eine intravenöse Antibiotikatherapie erhielt, zeigt sich eine Thrombophlebitis der V. mediana cubiti bei noch liegender Braunüle (Abb. 11.1). Zudem imponiert sonografisch ein intraluminaler Thrombus mit einer Länge von ca. 3 cm. Benötigt die Patientin eine orale Antikoagulation?

Definition
- Kurzstreckige Thrombosierung einer oberflächlichen Vene mit begleitender Entzündung der Venenwand
- Meist in der Ellenbeuge, am Unterarm und der Hand, selten am Oberarm

Typischer Patient
- Patient mit peripher venösem Zugang
  - kann auch schon ein paar Tage oder Wochen her sein, deshalb ist die Anamnese wichtig
- Bei jüngeren Patienten teilweise auch anamnestisch rezidivierende Thrombophlebitiden an den Armen
  - Thrombophlebitis migrans/saltans als Differenzialdiagnose
  - hierbei an Neoplasie denken, aber stets vorsichtig formulieren!

11 Thrombophlebitis der Armvenen

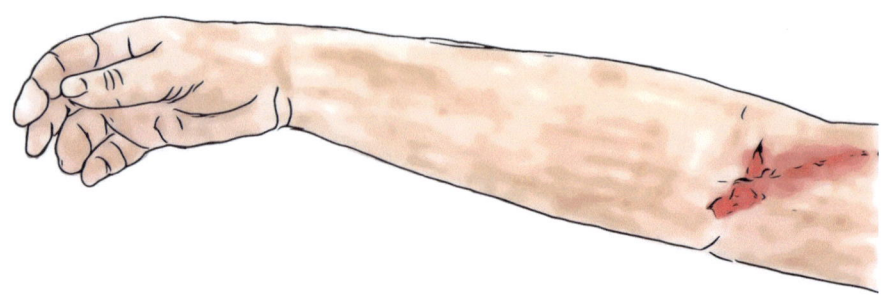

Abb. 11.1 Schematische Darstellung des klinischen Befunds einer Thrombophlebitis im Bereich der Ellenbeuge bei Z. n. Anlage einer peripheren Venenverweilkanüle

- Nicht selten bekannte (oder noch nicht diagnostizierte) Thrombophilie

Typische Situation im Dienst
- Patient auf Station mit liegender Braunüle und schmerzhaft gerötetem Strang
- Vorstellung in Notaufnahme mit gleicher Symptomatik bei meist Z.n. kürzlich durchgeführter Infusionstherapie

Diagnostik
- Klinische Untersuchung
  - meist Blickdiagnose
- Labor
  - meist entbehrlich und ohne Konsequenz
- Sonografie
  - Thrombus
  - verdickte Venenwand
- Weiterführende Diagnostik selten indiziert

Therapie
- Konservativ
  - Indikationen:
    bei blandem und regredientem Befund
    in der überwiegenden Mehrzahl der Fälle möglich und indiziert
  - Vorgehen:

11 Thrombophlebitis der Armvenen

Braunüle entfernen!
Medikation möglichst auf orale Gabe umstellen oder absetzen
orale Schmerztherapie
falls Zugang weiterhin benötigt wird, dann kontralateral neu oder ZVK-Anlage
antiphlogistische Salben
ggf. Heparinsalbe
Kühlung
elastokompressive Wicklung (soweit toleriert)
Antikoagulation meist nicht nötig
  →nur bei progredientem Befund
  →wenn tiefes Venensystem beteiligt ist
  →**Fondaparinux (Arixtra®)** prophylaktisch 2,5 mg 1×täglich oder therapeutisch 7,5 mg 1×täglich
- Operativ
  - Indikationen:
    bei starker Schwellung und Rötung über Thrombus
    Verschlechterung unter konservativen Maßnahmen
  - Vorgehen:
    Exprimieren des Thrombus über kleine Inzision
    antiseptische Verbände

Hintergrunddienst nachts anrufen?
- Üblicherweise nicht notwendig, Info genügt am Folgetag

Tipps und Tricks
- Meist konservative Behandlung möglich
- Antikoagulation nur selten indiziert (z. B. bei Beteiligung des tiefen Venensystems)
- Antibiose allenfalls bei ausgeprägtem Befund notwendig
- An Paraneoplasie denken, wenn kein wirklich erkennbarer Grund vorliegt, bzw.
- bei wechselnder Lokalisation (Thrombophlebitis saltans oder migrans) auch an einen noch nicht diagnostizierten Tumor (z. B. Hodentumor bei jungen Männern) oder Autoimmunerkrankungen denken. Eine Abklärung sollte veranlasst oder zumindest empfohlen werden.

Fortsetzung Fallbeispiel
Eine orale Antikoagulation ist in aller Regel nicht notwendig. Es genügt, die Braunüle zu entfernen, den entzündeten Bereich zu kühlen und mit schmerzstillenden Salben zu behandeln. Hierunter bildet sich der Befund in aller Regel nach 1–2 Wochen komplett zurück. Eine Antibiotikatherapie ist nur in Ausnahmefällen notwendig.

Thrombose der tiefen Beinvenen 12

Die meisten Thrombosen betreffen die tiefen Venen am Bein unterhalb des Leistenbandes, sind aszendierend und fast ausnahmslos konservativ behandelbar. Aszendierende Beckenvenenthrombosen bei jungen Frauen (Stichwörter: May-Thurner Syndrom – Rauchen – „Pille") hingegen stellen eine OP-Indikation dar (Abb. 12.1).

Fallbeispiel
Aus der gynäkologischen Ambulanz wird Ihnen eine 32-jährige Schwangere (30. Schwangerschaftswoche) vorgestellt. Sie hat seit einigen Tagen eine Beinschwellung links bemerkt, die Symptome sind progredient und der Verdacht auf eine Thrombose wird geäußert. Sonografisch zeigt sich eine 3-Etagen-Venenthrombose mit proximalem Ende im Bereich der V. femoralis superficialis. Was empfehlen Sie?

Definition
- Abkürzung: TBVT
- Gerinnselbildung in den tiefen Beinvenen (auch Leitvenen genannt)
- Meist aszendierend = distal beginnend und nach proximal voranschreitend
- Selten deszendierend = von proximal nach distal „absteigend"
- Oberflächliche Venen können teilweise mitbetroffen sein, isoliert nennt man diese Thrombosen aber Thrombophlebitis.

Typischer Patient
- Jüngere Frauen (20–45 Jahre)
- Nikotinabusus und „Pille"
- Anamnestisch Flug-/Bus-/Autoreise mit eingeschränkter Mobilisierung
- Kürzlich erfolgter operativer Eingriff, meist an unterer Extremität, Klassiker: Kniegelenksarthroskopie
- Z.n. Thrombose bzw. familiäre Vorbelastung

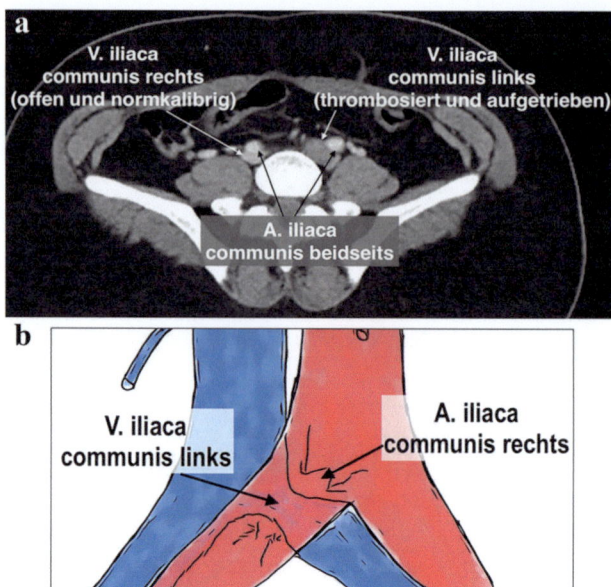

Abb. 12.1 a, b **a** CT-angiografische Darstellung einer Thrombose der V. iliaca communis links bei einer jungen Frau mit einem May-Thurner-Syndrom, **b** schematische Darstellung eines May-Thurner-Syndroms mit Kompression der linken V. iliaca communis durch die rechte A. iliaca communis

- Selten, aber nicht zu unterschätzen: Langstreckenläufer sind nach längerer Anstrengung und Exsikkose (Training, Wettkampf) auch gefährdet, eine Thrombose der Venen des Beines zu erleiden.

Typische Situation im Dienst
- Beinschwellung seit wenigen Tagen, Abklärung beim Hausarzt erfolgt, dann Einweisung mit Verdachtsdiagnose „TBVT"
- Konsilanfrage bei Patient auf Station mit Beinschwellung
- z. T. auch Patienten auf Intensivstation ohne Beinschwellung, aber Verdacht auf bzw. gesicherte Lungenembolie
- Thrombophlebitis der Vena saphena magna mit V. a. Beteiligung des tiefen Venensystems

Diagnostik
- Anamnese und klinische Untersuchung
  - Wells-Score erheben (dieser sollte als Tabelle in Notaufnahme verfügbar sein). Man kann sich merken, der Score enthält jeweils
  - 5 Fragen zu Anamnese:
    positive *Eigen*anamnese
    positive *Familien*anamnese

kürzliche längere *Reise*
kürzlich *operativer* Eingriff
bekannte *Tumorerkrankung* und
- 5 Fragen zum Befund
ödematöse *Schwellung*
Umfangsdifferenz
sichtbare *Venenzeichnung*
Druckschmerz über Venenverlauf
sichtbare *Varizen*
- Positiver Befund ergibt jeweils 1 Punkt
- Wenn alternative Differenzialdiagnose vorhanden, werden 2 Punkte abgezogen
- Wells-Score
< 2: Thrombose unwahrscheinlich
ab 2: Thrombose wahrscheinlich, Sonografie empfohlen
- Labor
  - keine routinemäßige Laborabnahme notwendig
  - insbesondere keine routinemäßige Bestimmung der D-Dimere. Letztere sind unspezifisch und beweisen eine Thrombose keinesfalls
  - lediglich bei negativen D-Dimeren und Wells-Score < 2 können sie dem Kliniker weiterhelfen, da eine Thrombose dann mit großer Wahrscheinlichkeit ausgeschlossen und auf eine Sonografie verzichtet werden kann
- Sonografie
  - Kompressionssonografie
  - „Zweipunkt-Sonografie" in Leiste (inkl. Atemmodulation) und Kniekehle
  - schnell und aussagekräftig
  - schwieriger und stark untersucherabhängig am Unterschenkel
- CT-Phlebographie
  - „CTA mit venöser Phase"
  - wenn V. a. Ausdehnung nach zentral
- CT-Thorax
  - bei Dyspnoe mit „pulmonaler Phase"
  - zum Ausschluss einer Lungenembolie

Therapie
- Konservativ
  - Indikationen:
  in > 90 % der Fälle möglich
  aszendierende TBVT und konservativ beherrschbare Schwellung und Schmerzen
      → Ausschluss Phlegmasia coerulea dolens
      obere Grenze unterhalb des Leistenbandes
      → Ausschluss einer isolierten Beckenvenenthrombose und
      → keine Mitbeteiligung der V. cava

kardiorespiratorisch stabiler Patient
→ Ausschluss einer Lungenembolie
- Vorgehen:
Antikoagulation
→ unfraktioniertes Heparin (nur bei stationärer Behandlung)
Laufrate 2 ml/h (=1000 IE/h) beginnen
→ niedermolekulares Heparin gewichtsadaptiert 2×täglich (z. B. Enoxaparin=Clexane®) oder
→ NOAK (z. B. Rivaroxaban=Xarelto®: 3 Wochen 15 mg 2×täglich, ab Woche 4: 20 mg 1×täglich) oder
→ orale Antikoagulation mit Phenprocoumon (Marcumar®), 3–2–1, dann Gerinnungskontrolle, Ziel-INR 2–3 (-Quick 20–30%)
→ Dauer 3–6 Monate, dann Re-Evaluation
Kompressionstherapie
→ initial elastokompressiv wickeln und Mobilisation
→ nach dem Abschwellen Anpassung eines medizinischen Kompressionsstrumpfes
→ standardmäßig Klasse II (=MKS Ccl 2), A–G („Beinstrumpf") oder A–D („Kniestrumpf")
- Interventionell
  - Indikationen:
  4-Etagen-Venenthrombose bei jungen Frauen
  Beckenvenensporn (May-Thurner-Syndrom)
  Rezidivverschluss
  chronisches Abstromproblem
  - Vorgehen:
  Lysetherapie
  perkutane transluminale Angioplastie (PTA)/Stentimplantation, falls Passagehindernis zur Darstellung kommt
- Operativ
  - Indikationen: **Es gibt zwei dringliche bzw. notfallmäßige OP-Indikationen, die man kennen sollte:**
  die **isolierte Beckenvenenthrombose,** insbesondere bei jungen Frauen (May-Thurner-Syndrom) sowie
  die **Phlegmasia coerulea dolens,** bei der es durch einen kompletten Abbruch des venösen Abstroms zu einer Weichteilschwellung kommt. Bei weiterer Zunahme des Gewebedrucks resultiert schließlich zusätzlich zur venösen Abstromproblematik auch eine Störung des arteriellen Einstroms, welche dann die Notfallindikation zur operativen Versorgung inkl. teilweise auch zur Kompartmentspaltung darstellt.
  - Vorgehen:
  offene Thrombektomie über die Leiste
  → zentral mittels Fogartykatheter
  → peripher manuell durch „Ausdrücken" bzw. „Ausquetschen"

→ ggf. Stentimplantation im Becken
→ ggf. AV-Fistel in der Leiste, um Fluss zu erhöhen und Sofort- bzw. Frühverschlussrisiko zu minimieren
→ Fasziotomie am Unterschenkel

Hintergrunddienst nachts anrufen?
- Üblicherweise nicht notwendig, Info genügt am Folgetag
- Patient zur Visite nüchtern lassen, um ggf. OP durchführen zu können

Tipps und Tricks
- Die Anpassung eines medizinischen Kompressionsstrumpfes sollte stets morgens nach dem Abschwellen erfolgen (das fragen ambulante Patienten oft)
- Bei Dyspnoe CT-Thorax mit „pulmonaler Phase" nicht vergessen (Radiologen am besten selbst anrufen und darum bitten)
- Bei unkomplizierten Thrombosen Sonokontrolle nach 3–6 Monaten
- Bei Rezidiv Thrombophilieabklärung nach Abschluss der Antikoagulation empfohlen
- Phlegmasia coerulea dolens ist extrem selten, ein „livides dickes" Bein noch kein Beweis
  – Wichtigstes Kriterium: arterielle Durchblutung
  – Tastbare Fußpulse schließen manifeste Phlegmasia coerulea dolens aus
- Phlegmasia coerulea dolens oft Hinweis auf schwere Grunderkrankung (Malignom, schwere Thrombophilie, hämatologische Grunderkrankung)
- May-Thurner-Syndrom
  – spricht man so, wie es geschrieben wird, also „Mai-Turner", denn May war ein deutscher Gefäßchirurg und Thurner ist Pathologe aus Österreich
  – beschreibt Beckenvenensporn links aufgrund der Unterkreuzung der linken V. iliaca communis unter der rechter A. iliaca communis

Fortsetzung Fallbeispiel
Wichtig zu wissen wäre noch, ob die Patientin eine Dyspnoe hat (hat sie nicht) und ob es sich um das Erstereignis handelt (sie hatte vorher noch keine Thrombose). Dann empfehlen Sie die Kompressionstherapie sowie die Gabe eines niedermolekularen Heparins in therapeutischer Dosierung (2×täglich gewichtsadaptiert). Orale Antikoagulantien, sowohl Phenprocoumon als auch NOAKs, sind in der Schwangerschaft kontraindiziert.

Thrombose der Axillaris-/ Armvenen

13

Die konservative Therapie mittels Kompression und Antikoagulation stellt die Basis der Behandlungsmaßnahmen einer Thrombose der Armvenen dar, solange kein direkter Auslöser erkennbar ist. Bei Fremdkörpern (meist Portkatheter) ist eine Explantation anzustreben, sobald dies bei zugrunde liegender Grunderkrankung möglich ist.

Fallbeispiel
Eine 67-jährige Patientin hat einen Portkatheter rechts liegen, über den sie eine Chemotherapie bei Mamma-CA auf der linken Seite erhält. Die Chemotherapie ist bald abgeschlossen, der Port funktioniert problemlos, klinisch und sonografisch hat sie eine frische Thrombose der V. subclavia rechts bei unauffällig komprimierbarer V. jugularis interna (Abb. 13.1). Die betreuenden Gynäkologen fragen, ob der Portkatheter sofort entfernt werden muss. Was empfehlen Sie?

Definition
- Thrombose der tiefen Venen am Arm/Schulter
- Nach körperlicher Anstrengung/Sport auch als Thrombose „par effort" bezeichnet
- Synonym: Paget-von-Schroetter Syndrom

Typischer Patient
- Jüngere, sportliche Männer
- Meist rechte Seite
- Muskelstarke Patienten (Bodybuilding, Ruderer, Klettersportler)

Typische Situation im Dienst
- Vorstellung über Notaufnahme wegen Armschwellung
- Teilweise auch Luftnot (selten)
- Öfter im Sommer (Exsikkose)

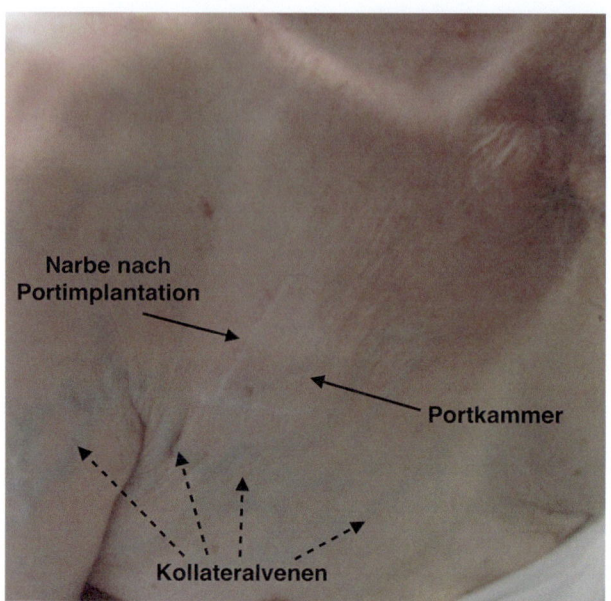

Abb. 13.1 Klinischer Befund mit sichtbaren Kollateralvenen bei Thrombose der V. subclavia aufgrund eines liegenden Portkathetersystems

- Typischerweise nach Sport oder Wettkampf
- Keine lebensbedrohliche Situation

Diagnostik
- Wells-Score erheben!
- Klinische Untersuchung
  - Untersuchungsbefund meist schon ausreichend
  - Umfangsdifferenz und teigige-ödematöse Schwellung
  - Druckschmerz über dem Verlauf der Venen
  - ggf. auch präpektoral sichtbar verstärkte Venenzeichnung
- Sonografie
  - Kompressionssonografie meist ausreichend
- Röntgen-Thorax a. p.
  - bei liegendem Port, um Dislokation/Fehllage auszuschließen
  - Darstellung der oberen Thoraxapertur (Halsrippe, Ossifikationen)
- CT
  - wenn Ausdehnung nach zentral nicht sicher beurteilbar
  - bei V. a. Passagehindernis (TOS oder Malignom)
  - bei V. a. Lungenembolie

13 Thrombose der Axillaris-/Armvenen

Therapie
- Konservativ
  - Indikationen:
    bis auf wenige Ausnahmen möglich
  - Vorgehen:
    Kompression
    →Arm initial wickeln (Kurzzugbinde)
    →im Verlauf medizinischer Kompressionsstrumpf (MKS) Klasse II (23–32 mmHg)
    Hinweis für das Rezept: es gibt zwei Längenmaße:
    GC: ganzer Arm = Handgelenk bis Achselhöhle
    ZG: ganzer Arm mit Hand
    auch als Handschuhe YB (kurze Finger) und XB (lange Finger)
    Antikoagulation
    →z. B. Enoxaparin (Clexane®) 2×täglich 1 mg (=100 IE) pro kgKG
    →überlappend Einstellung mit Phenprocoumon (Marcumar®)
    bei normwertigem Quick Schema für die ersten drei Tage: 3, 2, 1 Tablette, dann am 4. Tag Gerinnungskontrolle
    →alternativ NOAK z. B. Rivaroxaban (Xarelto®) 15 mg 2×täglich für 3 Wochen, dann 20 mg 1×täglich
- Interventionell
  - Indikationen:
    bei V. a. Lungenembolie
    kardiopulmonale Instabilität
    starke Schmerzen
    massive Schwellung
  - Vorgehen:
    Lyse und ggf. perkutane transluminale Angioplastie (PTA)/Stent
    →kritische Indikation zur Lyse, da Gefahr Lungenembolie
    →kritische Indikation zur Stentimplantation: Gefahr Stentbruch/Dislokation bei externer Kompression
    systemische Lysetherapie bei Lungenembolie möglich
- Operativ
  - Indikationen:
    fulminante Lungenembolie
    progrediente Schwellung und Schmerzsymptomatik
    nachgewiesenes Passagehindernis
    →Halsrippe
    →Kallus nach Claviculafraktur
  - Vorgehen:
    kardiochirurgischer Eingriff bei fulminanter Lungenembolie
    Thrombektomie venös
    ggf. venöse Rekonstruktion (Bypass, Interponat)
    Resektion Halsrippe, Kallus Clavicula etc.

Hintergrunddienst nachts anrufen?
- Üblicherweise nicht notwendig, Info genügt am Folgetag

Tipps und Tricks
- Armvenenthrombosen sind sehr selten.
- Meist ambulante Weiterbehandlung möglich.
- Häufigste Differenzialdiagnose ist die Thrombophlebitis der oberflächlichen Armvenen.
- An das Thoracic-Outlet-Syndrom (TOS) denken
- Röntgen-Thorax: Halsrippe? Ossifikationen 1. Rippe oder Clavicula?
- Ggf. Thrombophiliediagnostik nach Abschluss der Antikoagulation
- Empfohlene Dauer der Kompressionstherapie mindestens 6 Monate (Prophylaxe postthrombotisches Syndrom)
- Empfohlene Dauer der Antikoagulation 3–6 Monate, bei NOAKs Heparin überlappend nicht notwendig, bei Marcumar® unabdingbar (sonst Gefahr einer paradoxen Reaktion oder einer „Marcumarnekrose)"

Fortsetzung Fallbeispiel
Da die V. jugularis auf der betroffenen Seite unauffällig zur Darstellung kommt, ist eine Beteiligung der V. cava superior sehr unwahrscheinlich. Bei unklaren Fällen sollte eine CT-Phlebografie durchgeführt werden. Da die Patientin den Katheter noch benötigt, sollten Sie diesen belassen, bis die Chemotherapie abgeschlossen ist. Anschließend sollte allerdings die zügige Wiedervorstellung zur Portexplantation erfolgen. Bis dahin empfehlen Sie die Kompressionstherapie und die Gabe eines niedermolekularen Heparins in therapeutischer Dosierung oder, wenn aus onkologischer Sicht vertretbar, die orale Antikoagulation. Letztere kann beispielsweise mit Rivaroxaban 20 mg 1 × täglich erfolgen.

Thrombose der Jugularvenen

14

Bei der Jugularvenenthrombose (Abb. 14.1) handelt es sich meistens um Konsilanfragen aus anderen Abteilungen (Nephrologie-Dialyse, Intensivstation, Onkologie), selten werden die Patienten von extern über die Notaufnahme vorstellig. Auch wenn initial eine zervikale Schmerzsymptomatik besteht, ist die konservative Therapie meist erfolgreich durchführbar.

Fallbeispiel
Der diensthabende Nephrologe kontaktiert Sie aus der Dialyse aufgrund einer Patientin, die eine Rötung und Schwellung am Hals bei mutmaßlicher Thrombose der V. jugularis interna (VJI) hat. Er fragt ganz aufgeregt, ob hier eine Thrombektomie notwendig ist, und bittet Sie, die Patientin mal anzuschauen. Hier zeigt sich eine Rötung und Schwellung an der rechten Halsseite mit mäßiger Druckdolenz. Zudem sehen Sie die ehemalige Eintrittsstelle des Shaldonkatheters, der mittlerweile entfernt wurde. Die VJI rechts ist komplett thrombosiert, links unauffällig und atemmoduliert. Fieber hat die Patientin nicht, die Entzündungswerte sind im Normbereich. Was tun Sie?

Definition
- Thrombose der Jugularvenen
- Meist Vena jugularis interna (VJI)
- Selten Vena jugularis externa (VJE)

Typischer Patient
- Intensivmedizinisch behandelter Patient
- Liegender oder kürzlich entfernter zentraler Venenkatheter (ZVK) bzw. Dialysekatheter (Shaldon)
- Akute oder chronische Hämodialyse über Vorhofkatheter
- Patient mit maligner Grunderkrankung (paraneoplastische Thrombophilie)

14 Thrombose der Jugularvenen

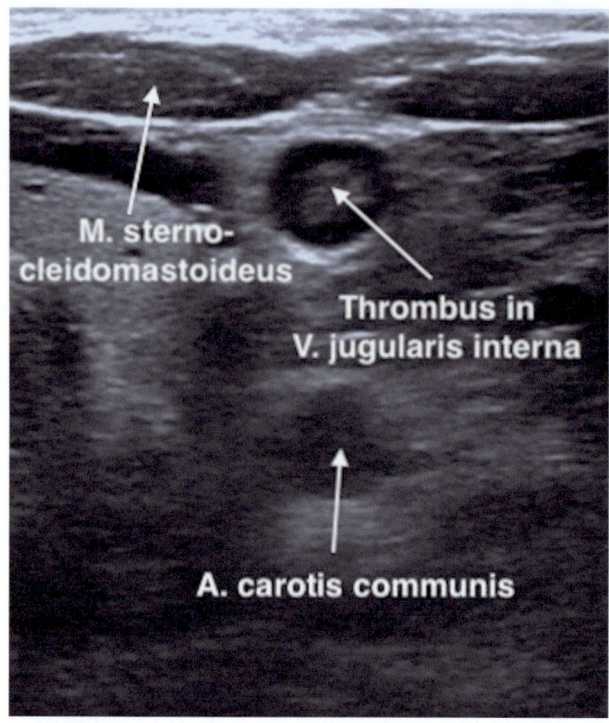

Abb. 14.1 Sonografische Darstellung einer Thrombosierung der V. jugularis interna

Typische Situation im Dienst
- Vorstellung über Notaufnahme aufgrund von Hals- oder Nackenschmerzen bzw. schmerzhaft gerötetem Strang am Hals
- Konsil von Intensivstation/Dialyse
- Patient mit Dyspnoe und V. a. bzw. gesicherte Lungenembolie zur Fokussuche bei Halsschwellung
- Schluckbeschwerden
- Fieber

Diagnostik
- Klinische Untersuchung
  - Schwellung, Rötung, Induration zervikal
- Labor
  - D-Dimere
  - Entzündungswerte
  - Gerinnungswerte
- Sonografie
  - meist ausreichende Aussagekraft

14 Thrombose der Jugularvenen

 - wenn zentraler Abstrom nicht beurteilbar, dann ggf. noch sonografische Darstellung der Armvenen
 - Atemmodulation über einer komprimierbaren V. subclavia schließt frische Thrombose der V. anonyma (= brachiocephalica) oder V. cava nahezu aus
- CT
 - nur in Ausnahmefällen bei dringendem V.a. Ausdehnung nach zentral
 - Abklärung bei V. a. Lungenembolie

Therapie
- Konservativ
 - Indikationen:
 spontane Thrombose ohne Fremdkörper
 regrediente Schwellung und Schmerzen
 - Vorgehen:
 Antikoagulation für 3–6 Monate
 ggf. elastokompressive Wickelung bei Beteiligung Armvenen bzw. V. subclavia
 Kühlung bei Thrombophlebitis (Eispack, feuchte Umschläge)
 ggf. Antibiose bei entzündlicher Begleitreaktion und systemischen Infektzeichen
- Interventionell
 - Indikationen:
 extrem selten
 teilweise bei Kindern in ausgewählten Fällen sinnvoll
 im Erwachsenenalter allenfalls bei inoperablen Patienten mit progredientem Befund
 Cave: hohes Komplikationsrisiko
 - Vorgehen:
 Lyse oder Aspirationsthrombektomie
 Stentimplantation bei zentralem Abstromhindernis (V. anonyma oder V. cava)
- Operativ
 - Indikationen:
 auslösender Fremdkörper/Katheter
 septische Streuung
 zunehmende Kompression der Luftröhre
 starke Schmerzen (relative Indikation)
 - Vorgehen:
 Katheter entfernen/auf Gegenseite neu implantieren
 Thrombektomie der Vene
 →meist frustran verlaufend
 →hohes Rezidivrisiko
 Resektion der thrombosierten Vene
 →bei septischer Thrombose
 →nur in Ausnahmefällen, z. B. septisches Krankheitsbild bei immunsupprimierten Patienten

Hintergrunddienst nachts anrufen?
- Üblicherweise nicht notwendig, Info genügt am Folgetag

Tipps und Tricks
- Bei Thrombose Armvenen/Axillaris/Subclavia grundsätzlich immer VJI sonografisch mitbeurteilen
  - Wenn diese auch thrombosiert ist, ist das Risiko groß, dass die Thrombose nach zentral reicht
- Wenn kein Auslöser eruierbar ist, dann differenzialdiagnostisch auch an ein Malignom denken
- OP-Indikation liegt extrem selten vor, was manchen Kollegen aus anderen Disziplinen oft ausführlich und sachlich erklärt werden muss:
  - selten Benefit für den Patienten
  - oft Reverschluss
  - Komplikationsrisiko
  - gute Kollateralisation über andere Halsvenen
- Tumorsuche (wenn sonst keine offensichtliche Ursache)
- Thrombophiliediagnostik nach Abschluss der Antikoagulationsbehandlung

Fortsetzung Fallbeispiel
Sie können die Patientin und den Kollegen beruhigen und erklären, dass eine Thrombektomie aktuell nicht notwendig ist. Dies wäre ggf. bei einer septischen Streuung oder Beteiligung der V. cava superior notwendig. Da die VJI auf der Gegenseite frei ist, besteht kein Anhalt für eine Thrombosierung der V. cava superior. Eine Antibiose empfehlen Sie ebenfalls nicht, stattdessen eine lokale Kühlung und ggf. schmerzstillende Salben. Zudem empfehlen Sie eine orale Antikoagulation für 6–12 Wochen. Gegen die Implantation eines Vorhofkatheters auf der Gegenseite spricht aus Ihrer Sicht nichts.

Phlegmasia coerulea dolens 15

Bei der Phlegmasia coerulea dolens (Abb. 15.1) handelt es sich um den einzigen und sehr ernsten venösen Notfall mit invasiver Therapieindikation. Allerdings sollten Differenzialdiagnosen ausgeschlossen und die arterielle Durchblutungssituation genau evaluiert werden.

Fallbeispiel
Eine 82-jährige Patientin befindet sich in der Notaufnahme, wird internistisch behandelt und Sie werden hinzugebeten. Der zuständige internistische Kollege äußert den Verdacht auf eine Phlegmasia coerulea dolens, da die Patientin ein massiv geschwollenes und livide verfärbtes Bein hat. Sie untersuchen die Patientin, das linke Bein ist im Seitenvergleich massiv geschwollen und bläulich-livide verfärbt, allerdings warm bei prompter Rekapillarisierung (<2 s) und tastbaren Fußpulsen. Im Ultraschall sehen Sie eine 4-Etagen-Venenthrombose mit proximalem Thrombusende in der V. iliaca externa und atemmoduliertem Flusssignal auf der Gegenseite. Die Tochter, die mittlerweile angekommen ist, erzählt Ihnen, dass ihre Mutter einen fortgeschrittenen Magentumor und die Chemotherapie abgelehnt hat. Was schreiben Sie ins Konsil und was empfehlen Sie dem Kollegen?

Definition
- Äußerst seltener venöser Notfall, bei dem es durch die massive venöse Abstromproblematik zu einem Anstieg des Kompartmentdruckes über den arteriellen Perfusionsdruck hinaus kommt
- Hierdurch entsteht eine arterielle Ischämie, die wie ein arterieller Verschluss anderer Genese als Notfall zu werten und auch entsprechend zu behandeln ist.

Typischer Patient
- Oft jüngere Frauen mit einer Thrombophilie
- Links >> rechts wegen Unterkreuzung der linken Beckenvene unter rechter Beckenarterie (May-Thurner!)

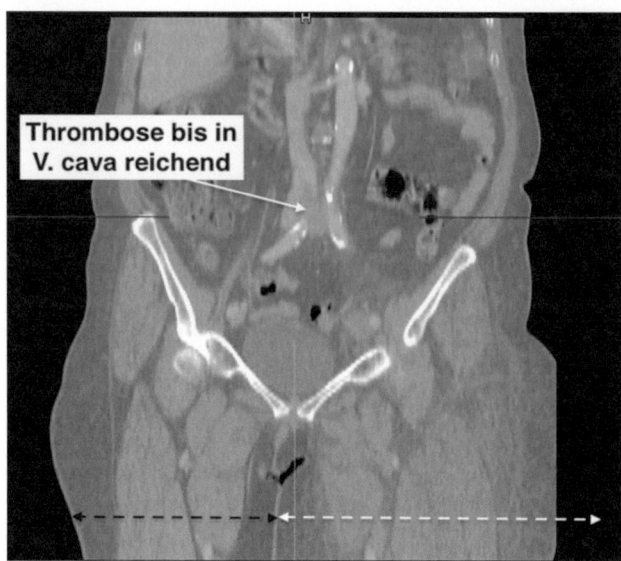

Abb. 15.1 CT mit Kontrastmittel (arterielle und venöse Phase) einer Patientin mit einer Phlegmasia coerulea dolens bei bis in die V. cava reichender Thrombose. Beachtlich ist zudem die massive Schwellung und Umfangsvermehrung des linken Beines (weiß gestrichelter Doppelpfeil) im Vergleich zum rechten Bein (schwarz gestrichelt)

- Meist weitere Risikofaktoren (orale Kontrazeption, Nikotin) oder
- Risikosituation als Auslöser (lange Flug-/Autoreise, OP, Immobilisation)
- Lange gynäkologische OP in Steinschnittlage gilt ebenfalls als Risikosituation
- Maligne Grunderkrankung (oft hämatologisch, teilweise noch nicht diagnostiziert)

Typische Situation im Dienst
- Vorstellung über Notaufnahme mit massiver Beinschwellung und livider Verfärbung
- Oft auch aus dem Kreissaal, von anderen Stationen als Konsil oder aus der Onkologie
- Patient klagt über massive Beinschmerzen und -schwellung sowie über ein Kältegefühl und Sensibilitätsstörungen

Diagnostik
- Klinische Untersuchung
  - bei Untersuchung auf Seitendifferenzen achten
  oft massive Umfangsdifferenz des betroffenen Beines
  ausgeprägtes Spannungsgefühl
  Druckschmerz über dem Verlauf der tiefen Venen und der Kompartimente
  sensomotorisches Defizit

15 Phlegmasia coerulea dolens

  Temperaturdifferenz
  – Inspektion:
  livide Verfärbung
  ödematöse Schwellung
  – Fußpulse tasten:
  wenn vorhanden, dann spricht dies gegen eine Phlegmasia coerulea dolens
  fehlende Fußpulse sind aber auch noch kein Beweis
- Sonografie
  – arteriell und venös
- CT-Angiografie/-Phlebografie
  – Ausmaß der Thrombose
  – Ausdehnung nach zentral
  – Stenosen im Abstrom (insbesondere iliakal und kaval)
  – arterielle Perfusionsstörung

Therapie
- Konservativ
  – Indikationen:
  nur vertretbar, wenn arterielle Perfusionsstörung kompensiert und regredient ist (dann handelt es sich aber nicht um eine Phlegmasia coerulea dolens)
  – Vorgehen:
  hochlagern, elastokompressive Wickelung
  Heparin unfraktioniert mittels Perfusor oder
  NMH in therapeutischer Dosierung
  nach Abklingen der akuten Symptomatik:
  →Antikoagulation mit Phenprocoumon oder
  →NOAK
  →Kompressionstherapie für mindestens 1–2 Jahre, um postthrombotisches Syndrom (PTS) zu vermeiden
- Interventionell
  – Indikationen:
  gesicherte Diagnose
  zeitlich vertretbar, wenn keine hochakute Ischämie
  – Vorgehen:
  Thrombolyse
  perkutane transluminale Angioplastie (PTA)/Stentimplantation
- Operativ
  – Indikationen:
  gesicherte Diagnose und kritische Ischämie, die keine Zeitverzögerung zulässt
  manifestes Kompartmentsyndrom
  – Vorgehen:
  Thrombektomie
  → über die Leisten

→ Thrombektomie der Beckenvenen mit Fogartykatheter
→ peripherie Thrombektomie mechanisch durch manuelle Kompression und „Ausmelken"
ggf. Fasziotomie
→ oft nicht notwendig, da Schwellung zügig verschwindet, sobald Thrombektomie durchgeführt ist
→ im Zweifel aber lieber großzügig indizieren und sich von kosmetischen Argumenten nicht beeinflussen lassen

Hintergrunddienst nachts anrufen?
- Anrufen, da absoluter Notfall

Tipps und Tricks
- Bei einer Phlegmasia coerulea dolens fehlen Fußpulse!
- Ein stark geschwollenes und livide verfärbtes Bein ist zwar oft ein eindrucksvoller und erschreckender Befund und die Verdachtsdiagnose „Phlegmasia coerulea dolens" wird aus Angst oft gestellt. Aber ein warmer Fuß mit tastbaren Fußpulsen widerlegt diese Diagnose und sollten Anlass für eine (zumindest vorübergehende) Entwarnung sein
- Eine „normale" Thrombose führt praktisch nie zu einer Phlegmasie. Weitere Faktoren müssen in aller Regel erschwerend hinzukommen, z. B. eine homozygote Thrombophilie oder eine hämatologische bzw. onkologische Grunderkrankung (auch wenn diese noch nicht diagnostiziert sind)
- Seltener, aber sehr ernstzunehmender Notfall
- Extremität im Falle einer verzögerten Therapie gefährdet

Fortsetzung Fallbeispiel
Anhand der Ihnen vorliegenden Befunde handelt es sich um eine 4-Etagen-Venenthrombose bei maligner und palliativ behandelter Grunderkrankung. Sie vermuten eine tumorinduzierte Thrombophilie, sehen aktuell allerdings keinen Anhalt für eine Phlegmasia coerulea dolens. Sie empfehlen, soweit von der Patientin toleriert, die elastokompressive Wicklung und eine Antikoagulation mit Heparin. Sie können sowohl den Kollegen als auch die Patientin und ihre Angehörigen beruhigen, da aktuell kein operativer Eingriff notwendig ist. In der Mehrzahl der Fälle bildet sich die Schwellung unter oben genannten Maßnahmen zügig zurück.

(Aszendierende) Thrombophlebitis der Vena saphena magna

16

Bei der aufsteigenden (aszendierenden) Thrombophlebitis der Vena saphena magna (Abb. 16.1) wird die Crossen-Region oft nicht überschritten, und die konservative Therapie ist möglich. Bei Beteiligung oder Überschreitung der Crosse sind engmaschige sonografische Kontrollen oder die operative Behandlung notwendig, um der schwerwiegenden Komplikation einer Lungenembolie vorzubeugen.

Fallbeispiel
Ein 54-jähriger Patient stellt sich in der Notaufnahme vor und berichtet über eine zunehmende Schwellung und Schmerzen am linken Oberschenkel. Zudem hat er einen verdickten Strang in der Leiste getastet und einen Leistenbruch vermutet. Der Kollege aus der Allgemeinchirurgie hat sonografisch keinen Anhalt für einen Leistenbruch, sieht allerdings eine auffällige Struktur in der Vena femoralis und vermutet hier eine Thrombose.

Klinisch sehen Sie einen geröteten Strang am linken Oberschenkel, der für den Patienten auf Druck sehr schmerzhaft ist. Sonografisch zeigt sich eine Thrombose der Vena saphena magna auf eine Strecke von ca. 8 cm und proximaler Ausdehnung bis in die Vena femoralis communis (VFC). Hier sehen Sie einen richtig umspülten Thrombuszapfen. Die Vena iliaca externa (VIE) ist thrombusfrei und atemmoduliert. Luftnot oder sonstige Auffälligkeiten hat der Patient nicht. Was tun Sie?

Definition
- Aufsteigende Thrombose der Vena saphena magna, teilweise auch parva
- Bei zusätzlicher Varikosis spricht man genau genommen von einer Varikophlebitis.
- Entscheidend sind die Ausdehnung sowie die eventuelle Mitbeteiligung der tiefen Venen im Crossen-Bereich.

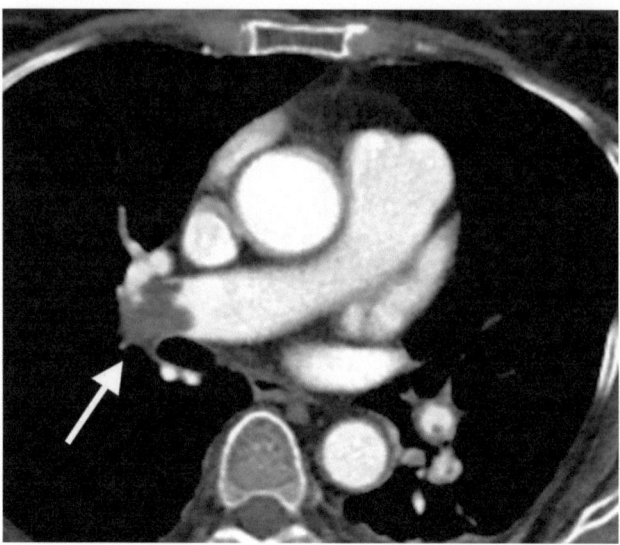

Abb. 16.1 CT mit arterieller und venöser Phase zeigt eine fulminante Lungenembolie rechts (Pfeil) bei einer 42-jährigen Patientin mit einer die Crosse überschreitenden Thrombophlebitis der Vena saphena magna (VSM)

Typischer Patient
- Meist jüngere Patienten, Frauen > Männer
- Patienten erzählen oft von bekannten Krampfadern und Vor-OPs
- Vorstellung wegen einer schmerzhaften Beinschwellung
- Fieber und Wunden sind selten

Typische Situation im Dienst
- In aller Regel über Notaufnahme
- Häufig Einweisung durch Niedergelassene mit der Verdachtsdiagnose „Thrombose"
- Teilweise auch Wiedervorstellung bei Z. n. endovenöser Therapie vor wenigen Tagen

Diagnostik
- Klinische Untersuchung
  - Rötung über Venenverlauf mit
  - lokalisiertem Druckschmerz
  - schmerzhafter Strang tast- und sichtbar
- Labor (Gerinnung, D-Dimere, Blutbild)
- Sonografie
  - Thrombose und Venenwandverdickung sichtbar

- zusätzlich ödematöse Weichteilschwellung
- Ausdehnung nach proximal und Abstand zur Crosse bzw.
- Beteiligung der Crosse oder tiefen Vene
- EKG
  - bei V. a. LE (Rechtsherzbelastungszeichen)
- CT
  - bei V. a. Beckenvenen-/Cavathrombose
  - bei V. a. Lungenembolie

Therapie
- Konservativ
  - Indikationen:
    wenn Crosse nicht beteiligt ist
    wenn Alter der Thrombose unklar
    bei multimorbidem Patienten
    bei OP-Ablehnung
  - Vorgehen:
    wenn >5 cm Abstand:
      →Kompressionstherapie
      initial elastokompressive Wickelung
      dann MKS Klasse II, A-G (Oberschenkelstrumpf)
      →symptomatisch
      →ggf. Heparin/Heparinoid in prophylaktischer Dosierung
      z. B. 6 Wochen Arixta® (Fondaparinux) 2,5 mg/d
    wenn < 3 cm Abstand:
      →therapeutische Dosierung
      →3 Monate Arixta® (Fondaparinux) 7,5 mg/d 1×täglich oder
      →orale Antikoagulation
    wenn bis an die Crosse reichend:
      →sonografische Kontrolle engmaschig (z. B. nach 7 Tagen) oder
      →OP indizieren
- Operativ
  - Indikationen:
    bei Crossen-Beteiligung bzw. wenn ins tiefe Venensystem reichend
  - Vorgehen:
    einfache Crossektomie, teilweise mit partieller Entfernung der V. saphena magna
    anschließend Kompressionstherapie für mindestens 2 Wochen und
    für 3 Monate Arixta® (Fondaparinux) 7,5 mg/d 1×täglich oder orale Antikoagulation

Hintergrunddienst nachts anrufen?
- Üblicherweise nicht notwendig, Info genügt am Folgetag
- Patient zur Visite nüchtern lassen, um OP durchführen zu können

Tipps und Tricks
- Die Indikation zur OP wird mittlerweile immer seltener bzw. strenger gestellt, der Trend geht zur konservativen Therapie (Kompression, Antikoagulation)
- Stationäre Aufnahme selten indiziert
  - wenn die Thrombose ins tiefe Venensystem reicht und OP indiziert
  - bei V. a. bzw. nachgewiesener Lungenembolie
- Wenn OP, dann
  - kein komplettes Stripping der Vene, da diese oft sehr induriert und entzündet ist
  - Antikoagulation postoperativ nicht zwingend indiziert, aber im Zweifel anzuraten, da über Perforansvenen trotz suffizienter Crossektomie das tiefe Venensystem mitbeteiligt sein kann
- Wenn Durchführung eines CTs indiziert wird, den Radiologen gleich bitten, den Thorax mitzufahren. Nicht selten gibt es hier Informationsverluste und im Endeffekt werden dann zwei CTs (erst Becken/Bein, dann Thorax) mit doppelter Strahlendosis durchgeführt

Fortsetzung Fallbeispiel
Sie erklären dem Patienten, dass man diese Erkrankung zwar auch konservativ mit einer Blutverdünnung behandeln kann, sie allerdings aufgrund des Risikos einer Lungenembolie die operative Versorgung mittels Crossektomie empfehlen. Der Patient ist einverstanden und Sie organisieren die Operation (es ist bereits 20:30 Uhr, und der Patient ist nicht nüchtern) für den Folgetag. Bis dahin verordnen Sie die Gabe eines niedermolekularen Heparins in therapeutischer Dosierung.

Thrombophlebitis der Vena saphena parva

17

Die Thrombophlebitis der Vena saphena parva (Abb. 17.1) ist deutlich seltener als die der Vena saphena magna und selten Grund für eine notfallmäßige Vorstellung. Sie ist vielmehr häufig Grund einer ambulanten Vorstellung in der gefäßchirurgischen Sprechstunde und meist konservativ behandelbar.

Fallbeispiel
32-jährige adipöse Patientin mit einem Body Mass Index (BMI) von 42 hat bereits klinisch eine ausgeprägte Varikosis an beiden Unterschenkeln sowie ein gamaschenförmiges Ulcus cruris rechts. Sie klagt über Schmerzen in der rechten Wade und der Hausarzt vermutet eine Thrombose. Bei der Untersuchung sehen Sie bereits ein sehr prominentes Varizenkonvolut der rechten Wade mit erheblicher Umgebungsrötung sowie Weichteilinduration und Hautaffektion ante perforationem. Das Varizenkonvolut ist palpatorisch nicht komprimierbar, sonografisch zeigt sich eine Varikophlebitis. Das tiefe Venensystem ist allerdings frei und ohne Thrombusnachweis. Die Patientin hat starke Schmerzen über der Varikophlebitis. Was tun Sie?

Definition
- Thrombose der Vena saphena parva mit oder ohne Beteiligung des tiefen Venensystems
- Meist bei Varizen (dann korrekterweise als Varikophlebitis bezeichnet)

Typischer Patient
- Patient (meistens übergewichtige Frauen) mit bekannten Varizen
- Oft kürzlich erfolgte operative Varizensanierung, meist endoluminal
- teilweise auch aktuelle oder kürzlich diagnostizierte tiefe Beinvenenthrombose
- Tumorpatienten mit paraneoplastischer Thrombophilie
- Immobilität krankheitsbedingt oder aufgrund einer Reise

17 Thrombophlebitis der Vena saphena parva

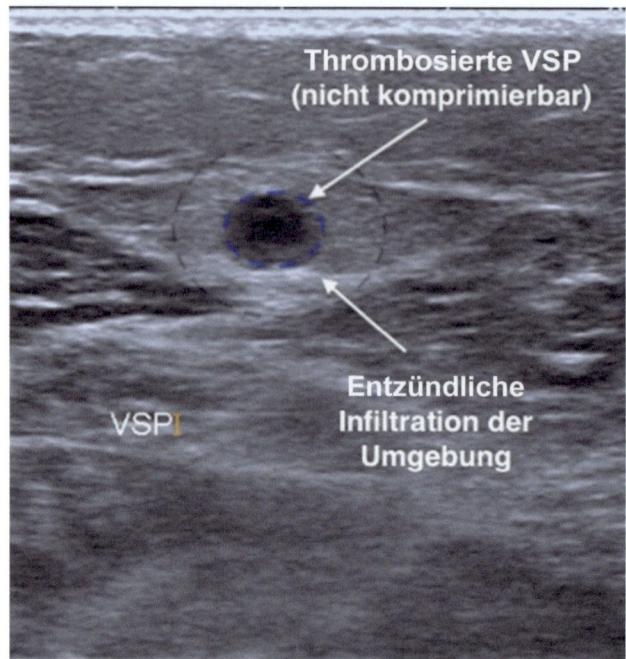

Abb. 17.1 Sonografische Darstellung einer Thrombophlebitis der Vena saphena parva mit sichtbarer entzündlicher Umgebungsinfiltration

Typische Situation im Dienst
- Oft Vorstellung über die Notaufnahme aufgrund akuter Schmerzen
- Selten konsiliarisch
- In aller Regel außerhalb des Dienstes über die Sprechstunde

Diagnostik
- Klinische Untersuchung
  - meist ausreichend
  - klassische Trias aus gerötetem verdicktem schmerzhaftem Strang im Verlauf der Vene
- Labor
  - Blutbild (Leukozytose? Thrombozytose? Anämie?)
  - Gerinnung
  - D-Dimere
- Sonografie
  - oft bereits im B-Bild sichtbar
  - echoarme Formation in der aufgetriebenen Vene
  - Beteiligung der tiefe Venen über die Crosse

17 Thrombophlebitis der Vena saphena parva

- Phlebografie
  - nur in Ausnahmefällen indiziert, z. B. nach multiplen Voroperationen
- CT
  - bei Beteiligung des tiefen Venensystems zur Abklärung Ausdehnung nach zentral oder
  - bei V. a. Lungenembolie
  - nicht zur weiteren Abklärung einer unkomplizierten Thrombo- bzw. Varikophlebitis indiziert

Therapie
- Konservativ
  - Indikationen:
    überwiegende Mehrzahl der Variko- und Thrombophlebitiden
  - Vorgehen:
    Lokaltherapie:
    →schmerzstillende Salben (z. B. Voltaren®)
    →ggf. heparinhaltige Salben (z. B. Thrombophob®)
    Kompressionstherapie
    →mittels elastokompressiver Wickelung oder
    →medizinischem Kompressionsstrumpf Klasse II, A-D (Kniestrumpf)
    →Dauer:
    je nach Ausdehnung für mindestens 2 Wochen empfohlen
    bei Varikosis ggf. dauerhaft
    Antikoagulation
    →nicht indiziert bei unkomplizierter, crossenferner, kurzstreckiger (<5 cm) Thrombophlebitis ohne Beteiligung des tiefen Venensystems
    ggf. Fondaparinux (Arixtra®) prophylaktisch 2,5 mg 1×täglich
    →bei komplizierten, längerstreckigen, crossennahen oder ins tiefe Venensystem reichenden Befunden:
    bevorzugt Fondaparinux (Arixtra®) 7,5 mg 1×täglich s.c. (therapeutisch)
    oder
    z. B. Enoxaparin (Clexane®) 2×täglich gewichtsadaptiert
    dann überlappend Phenprocoumon (Marcumar®)
    alternativ von Anfang an mit NOAK beginnen, z. B. Rivaroxaban (Xarelto®) 15 mg 2×täglich für 3 Wochen, dann 20 mg 1×täglich
    Dauer 6–12 Wochen
- Interventionell
  - Indikationen:
    selten indiziert
    eigentlich nur elektiv zur Behandlung der Varikosis
  - Vorgehen:
    endovenös/endoluminal
- Operativ
  - Indikationen:
    dringlich: isolierte Crossektomie bei Beteiligung des tiefen Venensystems

elektiv: bei zugrunde liegender Varikosis nach Abklingen der Entzündungssymptomatik empfohlen
- Vorgehen:
Crossektomie
ggf. Thrombektomie tiefe Vene, wenn Thrombuszapfen hineinragt
Inzision und exprimieren des Thrombus, wenn Infekt und starke Schmerzen

Hintergrunddienst nachts anrufen?
- Üblicherweise nicht notwendig, Info genügt am Folgetag
- Patient zur Visite nüchtern lassen, um OP durchführen zu können

Tipps und Tricks
- Thrombophlebitis der V. saphena parva ist sehr selten
- Meist nach Varizen-Voroperation
- Bei disseminiertem Befall (Arm, Bein, Thorax) auch an maligne Grunderkrankung denken (Thrombophlebitis migrans)

Fortsetzung Fallbeispiel
Sie können entweder eine lokale (Salbenverband, milde Wickelung, Eiskühlung) und ggf. zusätzlich eine systemische Schmerztherapie durchführen sowie einen ambulanten Wiedervorstellungstermin vereinbaren. Oder Sie führen eine Inzision über der Thrombophlebitis mit Thrombusexprimierung durch. Letzteres ist aber z. T. nicht ohne Schmerzen durchführbar, da die Lokalanästhesie selten zuverlässig wirkt. Dies ist auf die erhebliche Weichteilentzündung zurückzuführen. Man kann einen derartigen Eingriff auch in Vollnarkose (Bauchlage!) durchführen, was bei entsprechendem Leidensdruck und Behandlungswunsch am Folgetag durchgeführt werden kann. Prinzipiell kann die Patientin hierfür am Folgetag nüchtern und komplett für die OP vorbereitet stationär aufgenommen werden. Sicherheitshalber empfiehlt sich dann (allerdings ohne evidenzbasiert zu sein) die Gabe eines niedermolekularen Heparins in therapeutischer Dosierung.

Teil V
Weichteilinfekte

Abszess am Fuß beim Diabetiker 18

Abszesse beim Diabetischen Fußsyndrom sind eine häufige Komplikation und einer der häufigsten Gründe, weshalb sich die Diabetiker notfallmäßig vorstellen. Es gilt grundsätzlich, wie bei allen anderen Abszessformationen: Ubi pus, ibi evacua (Wo Eiter, dort räume aus). Aufgrund der diabetischen Polyneuropathie ist dies beim Diabetiker oft ohne Betäubung schmerzfrei möglich.

Fallbeispiel
Was tun Sie, wenn bei dem Patienten, dessen Fuß man auf Abb. 18.1 sieht, der Abszess von dem Malum perforans bis in die Fußsohlenmitte reicht und er nicht nüchtern ist?

Definition
- Abszess und Infektion beim „Diabetischen Fußsyndrom"
- Tiefgreifende Gewebedefekte und Infektionen am Fuß, die maßgeblich durch die diabetische Angiopathie und Neuropathie ausgelöst worden sind

Typischer Patient
- Langjähriger Diabetiker mit bekannten Ulzera und evtl. auch Charcot-Fuß
- Teilweise jüngere Patienten mit schlechter Compliance und reduziertem Pflegezustand sowie unzureichend eingestelltem Diabetes mellitus (HbA1c hoch, nicht selten sogar zweistellig!)
- Fieber, Schüttelfrost, schlechter Allgemeinzustand

Typische Situation im Dienst
- Meist Vorstellung zu Fuß über Notaufnahme
- Teilweise auch konsiliarisch von anderen Stationen (Innere!)
- Gelegentlich Vorstellung aus Dialyse (diabetische Nephropathie häufigste Ursache für Dialysepflichtigkeit)

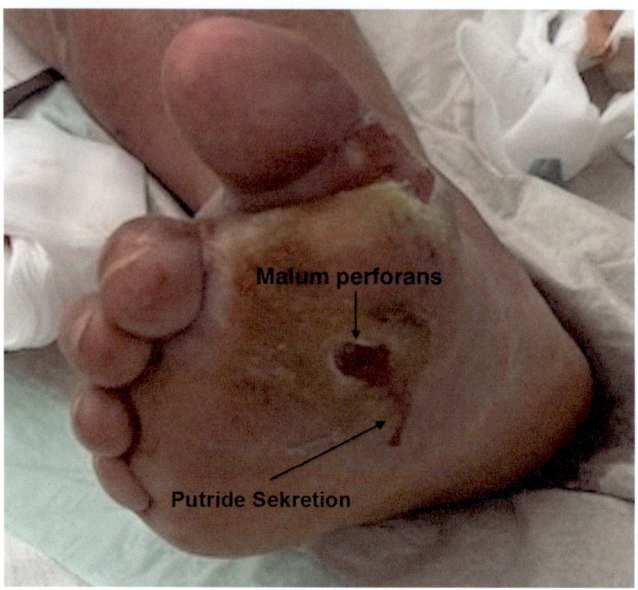

Abb. 18.1 Klinischer Befund eines Plantarabszesses bei einem Diabetiker mit Malum perforans

Diagnostik
- Klinische Untersuchung
  - oft schon alleine durch den Geruch diagnostizierbar
  - Gangrän einer oder mehrerer Zehen
  - tiefgreifende Ulzera, bis auf Knochen und Gelenke reichend
  - auf Druck nicht selten Austritt von putridem Sekret
  - Fußpulse typischerweise kräftig tastbar (Mikroangiopathie!)
  - Sensibilität oft stark reduziert (Polyneuropathie!)
- Labor
  - Blutbild
  - CRP
  - Gerinnung
  - Nierenwerte und Elyte
- Abstrichentnahme
  - obligat auf: anaerobe und aerobe Keime
- Bestimmung Knöchel-Arm-Dopplerindex (ABI)
  - meist Werte > 1 (Mediasklerose)
- Sonografie
  - Verhalt in Weichteilen (echofrei)
  - Duplexsonografie arteriell und venös
- Röntgen Skelett
  - Osteolysen oder Frakturen
  - Arthropathie spricht für Charcot-Fuß

- CT
  - zur exakteren Beurteilung der knöchernen Strukturen sinnvoll
  - zudem können die arterielle und venöse Perfusion beurteilt werden
- evtl. MR
  - zur Beurteilung der Weichteile
  - wenn Ausdehnung nicht klar
  - z. B. bei V. a. Sprunggelenksempyem

Therapie
- Konservativ
  - Indikationen:
  selten vertretbar
  z. T. bei bereits spontan perforiertem Abszess
  - Vorgehen:
  Antibiose mit breitem Wirkspektrum beginnen
  →z. B. Piperacillin/Tazobactam
  →Deeskalation nach Keimidentifizierung und Erhalt des Antibiogramms
  antiseptische Verbände
  Ruhigstellung und Schonung
- Interventionell
  - Indikationen:
  keine sinnvolle Indikation den Weichteilbefund betreffend
  ggf. Angiografie in Interventionsbereitschaft zur Verbesserung der arteriellen Perfusion bei kruralen Stenosen oder Verschlussprozessen
  - Vorgehen:
  - perkutane transluminale Angioplastie (PTA) antegrad, ggf. sogar bis pedal möglich
- Operativ
  - Indikationen:
  fast ausschließlich gegeben
  jeder Abszess gehört gespalten (ubi pus, ibi evacua)
  fortgeschrittene Osteolysen
  nicht erhaltungsfähige Extremität
  - Vorgehen:
  Abszessentlastung und Debridement
  →oft ohne Betäubung möglich, da kaum Schmerzempfinden bei diabetischer Neuropathie
  →sämtliches gangränöses Gewebe sollte entfernt werden
  Sequestrektomie bei osteolytisch destruierten Fragmenten
  Amputation, je nach Ausdehnung des Befundes
  →Grenzzonen-
  →Zehen-
  →Vorfuß-
  →Mittel-/Rückfußamputation

→Ablatio major (Unterschenkel-/Oberschenkelamputation, Knieexartikulation)
operative Gefäßrekonstruktion bei nachgewiesenen Stenosen/Verschlüssen und Z. n. frustranem Rekanalisationsversuch
→bei erhaltungsfähiger Extremität und
→Ausschluss eines septischen Krankheitsbild
→im Bedarfsprinzipiell bis hin zum pedalen Bypass

Hintergrunddienst nachts anrufen?
- Üblicherweise nicht notwendig, Info genügt am Folgetag
- Patient zur Visite nüchtern lassen, um OP durchführen zu können
- Bei hochseptischem Krankheitsbild lieber anrufen und Prozedere besprechen

Tipps und Tricks
- Bei meist vorliegender Polyneuropathie kann eine Abszessentlastung bis zur Grenzzonenamputation am Vorfuß sehr oft ohne Anästhesie erfolgen
- Engmaschige Blutzuckerspiegelkontrollen sind dringlich indiziert, da infektbedingt entgleist
- Internistische Mitbetreuung/interdisziplinäre Behandlung ist unbedingt anzustreben, insbesondere da HbA1c regelhaft erhöht und Patienten multimorbid sind

Fortsetzung Fallbeispiel
Im Idealfall entlasten Sie den Abszess direkt in der Notaufnahme ohne Narkose und tamponieren die Abszesshöhle nach ausgiebiger Spülung. Bei der Mehrzahl der Diabetiker ist es möglich, Abszesse am Fuß ohne jegliche Betäubung zu entlasten. Grund für diese Schmerzarmut bzw. -freiheit ist die diabetische Polyneuropathie. Bei einem diabetischen Fuß mit Abszess ist es also durchaus gerechtfertigt, diesen ohne jegliche Betäubung zu entlasten und innerhalb der nächsten Tage ggf. weitere Eingriffe (wie Zehenamputation oder Sequestrektomien) noch durchzuführen. Dennoch ist es immer wieder überraschend, wie viel beim Diabetiker ohne jegliche Betäubung machbar ist.

Phlegmone am Unterschenkel 19

Auch Weichteilentzündungen wie das Erysipel oder die Phlegmone im Bereich der unteren Extremität werden einem im Dienst häufig vorgestellt, wobei die konservative Therapie meist ausreichend ist. Entscheidend ist es, Abszesse auszuschließen und die Extremität auf die vermutliche Eintrittsstelle der Krankheitserreger hin genau zu untersuchen.

Fallbeispiel
Veranlassen Sie bei dem Patienten von Abb. 19.1 eine weiterführende Diagnostik (CT oder MR), um einen Abszess nachzuweisen bzw. auszuschließen?

Definition
- Flächige Entzündung von Haut und Unterhaut mit lokalen sowie systemischen Infektzeichen
- Bakterielle Entzündung, meist grampositive (Strepto-, Staphylokokken), seltener gramnegative (Enterobakterien) Erreger

Typischer Patient
- Oft schlechter Pflegezustand
- Diabetiker sind häufiger betroffen, was auf die Immunschwäche und begleitende Mikroangiopathie zurückzuführen ist.
- Patienten mit einer pAVK haben ebenfalls ein erhöhtes Risiko, allerdings verstärkt akral und am Fuß.
- Adipöse Patienten mit reduziertem Pflegezustand
- Begleitende Thrombosen, Lip- und/oder Lymphödeme

Typische Situation im Dienst
- Oft über die Notaufnahme bei Fieber, Rötung, Schwellung, reduziertem Allgemeinzustand

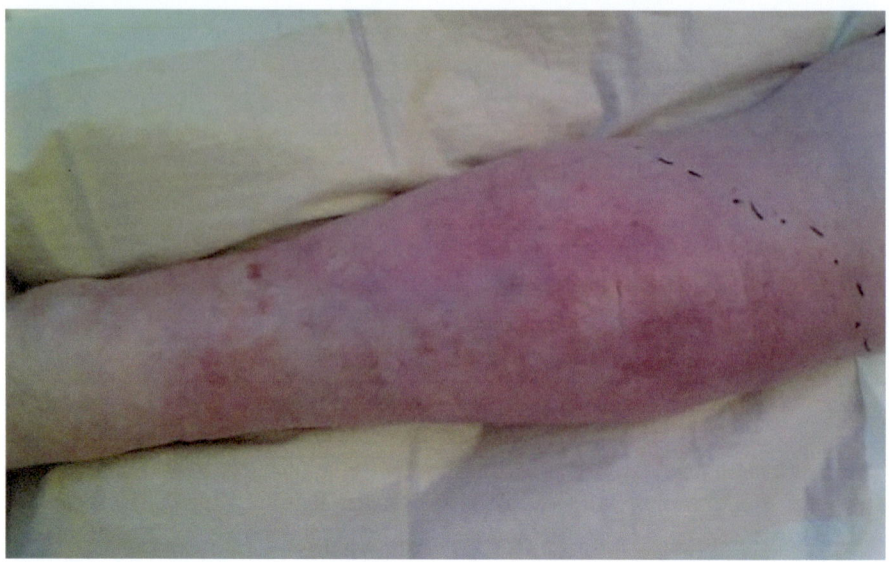

Abb. 19.1 Klinischer Befund einer Phlegmone am Unterschenkel

- Bekannte Krampfadern, die sich immer wieder entzünden
- Bekannte Wunden und Wundinfekte bei Risikogruppen (Adipositas, Diabetes, AVK)
- Patienten nach kürzlich erfolgter Varizensanierung (in domo oder beim Niedergelassenen)
- Konsil aus Innerer bei Patienten mit Herzinsuffizienz und Stauungsdermatitis

Diagnostik
- Labor
  - Entzündungsparameter, Elektrolyte, Eiweiß
- Abstrich
  - bei offener Hautverletzung
  - putride Sekretion
- Klinische Untersuchung
  - Pulsstatus
  - Fluktuation/Verhalt
  - Lymphangitis
  - verdickter und schmerzhafter Strang (Thrombo-/Varikophlebitis)
  - ödematöse Schwellung
- Sonografie
  - putrider Verhalt
  - arterielle Stenosen

– venöse Thrombosen
- Evtl. Röntgen in 2 Ebenen
  – bei lokalisiertem Druckschmerz
  – zum Ausschluss einer frischen knöchernen Verletzung
- Ggf. CT
  – nur in Ausnahmefällen
  – beispielsweise bei V. a. aktivierten Charcot-Fuß, Osteomyelitis, tiefgreifende Weichteilinfekte

Therapie
- Konservativ
  – Indikationen:
  bei flächiger entzündlicher Infiltration
  wenn putrider Verhalt ausgeschlossen wurde
  – Vorgehen:
  Schmerztherapie
  antiseptische Verbände
     → z. B. mit Octenisept® (Octenidindihydrochlorid, Phenoxyethanol)
  Antibiotikatherapie
     → z. B. Tazobac® 4 g/0,5 g 1–1–1(-1) und/oder
     → Clindamycin 600 mg 1–1–1(-1)
- Operativ
  – Indikationen:
  bei putridem Verhalt
  bei ausgeprägten nekrotisierenden Gewebeschäden
  Weichteilinfektion mit Faszienbeteiligung
  – Vorgehen:
  Abszessentlastung
  Nekrosektomie
  offene Wundbehandlung, ggf. VAC® und im Verlauf plastische Deckung
  Minor-Amputation
  im Extremfall Major-Amputation (live before limb)

Hintergrunddienst nachts anrufen?
- Im Regelfall nicht
- Bei ausgeprägtem Befund je nach Ausbildungsstadium die Abszessspaltung sowie Nekrosektomie selbst indizieren und durchführen
- Bei Sepsis und mutmaßlicher OP-Indikation sowie Unsicherheit bzgl. Prozedere dieses lieber telefonisch besprechen und sich absichern

Tipps und Tricks
- Beim Erysipel und der Phlegmone handelt es sich um Weichteilinfekte, wobei beim Erysipel lediglich die Haut und ganz oberflächliche Schichten betroffen sind, die sichtbare Rötung ist oft eindrucksvoll und scharf begrenzt
- Bei der Phlegmone hingegen ist die sichtbare Rötung unscharf begrenzt und das Weichteil ausgeprägt infiltriert
- Häufigste Erreger sind grampositive Kokken (Strepto-, Staphylokokken)
- Immer nach Eintrittspforten suchen

Fortsetzung Fallbeispiel

Meist handelt es sich um flächige Weichteilentzündungen ohne lokalisierbaren Abszess. Letzterer wäre zudem auch in der Sonografie darstellbar. Daher ist die Durchführung einer CT- oder MR-Untersuchung primär nicht indiziert. Lediglich bei deutlicher Befundverschlechterung unter Antibiotikatherapie und lokalisierbarer Fluktuation bestünde der Verdacht auf eine Abszedierung und die Indikation zur Abszessentlastung. Aber auch hier ist die Diagnostik meistens mittels Ultraschall möglich.

Akuter Charcot-Fuß

20

Der „akute Charcot-Fuß" ist eine häufige und ernsthafte Komplikation des diabetischen Fußsyndroms, welche klinisch teilweise blande erscheint, aber in der weiterführenden Bildgebung erschreckend tiefgreifende Veränderungen der Knochen- und Gelenkstrukturen aufweist.

Fallbeispiel
Bei einem 42-jährigen Typ-I-Diabetiker (Abb. 20.1) zeigt sich klinisch und CT-morphologisch eine weit fortgeschrittene Charcot-Fuß-Deformität. Ein Malum perforans an der Fußsohle wurde operativ exzidiert und zeigt einen reizlosen Lokalbefund. Was ist neben der intensiven diabetologische Betreuung und Blutzuckereinstellung aus chirurgische Sicht die wichtigste konservative Maßnahme, um den drohenden Extremitätenverlust so lange als möglich zu vermeiden bzw. zu verhindern?

Definition
- Akut entzündlicher Schub eines Charcot-Fußes
- Auch als diabetisch-neuropathische Osteoarthropathie (DNOAP) bezeichnet

Typischer Patient
- Langjähriger Diabetiker
- Meist noch aktiv und mitten im Berufsleben stehend
- Keine Geschlechterpräferenz

Typische Situation im Dienst
- Vorstellung über Notaufnahme wegen
  - Schwellung des Fußes und Unterschenkels
  - subfebriler/febriler Temperaturen
  - erhöhter Entzündungswerte

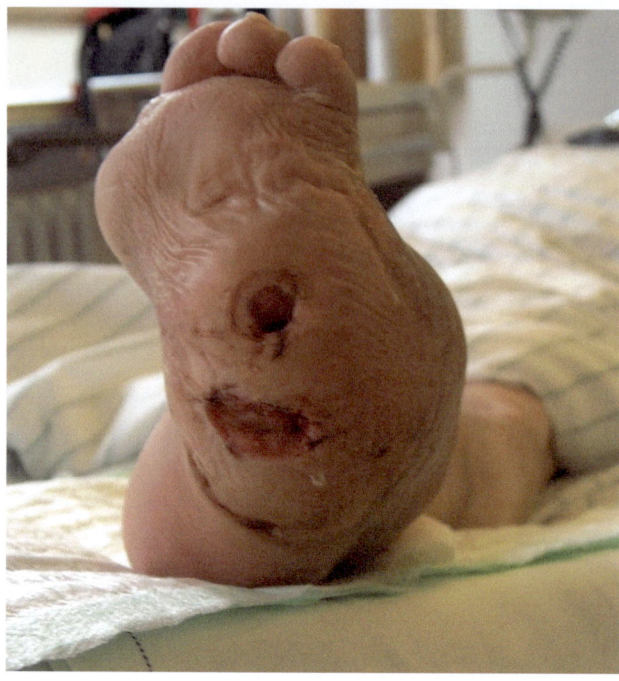

Abb. 20.1 Klinischer Befund eines Diabetikers mit einem Charcot-Fuß, typischen Fehlstellungen und chronischen Fistelungen sowie Druckstellen (Malum perforans)

- Konsilanfrage aus anderen Abteilungen („Innere") zur Fokussuche bei Fieber/Sepsis
  - Hier ist der Fuß teilweise äußerlich blande und unauffällig.
  - Man sollte es allerdings nicht unterschätzen, denn hinter einem äußerlich blanden Fuß kann sich ein akuter Charcot-Fuß verbergen.

Diagnostik
- Labor
  - Entzündungswerte
  - Gerinnung und Thrombozyten
  - Nierenretentionswerte
- Sonografie
  - bei Abszedierungen im Weichteilgewebe
  - oder Gelenkempyem
- Röntgen
  - Osteolysen
  - Arthrosen
  - Beurteilung des Gelenkspaltes
- CT
  - exakte Beurteilung der Knochenstrukturen möglich

- Lufteinschlüsse als Hinweis auf Infekt/Abszesse
- Arthrosen und frische sowie in Abheilung befindliche Frakturen sichtbar
- mit KM (arterielle Phase = CTA) zur Diagnostik der Arterien
• MR
    - gut zur Weichteilbeurteilung
    - Darstellung Muskulatur/Sehnen/Bänder/Kapseln/Kutan-/Subkutangewebe
    - weniger gut zur Beurteilung von Knochen geeignet
    - mit KM (= MRA) zur weiteren Abklärung bei V. a. pAVK

Therapie
• Konservativ
    - Indikationen:
    oft möglich
    allerdings Ausschluss eines Abszesses oder Gelenkempyems essenzielle Voraussetzung
    - Vorgehen:
    Antibiose bei Infekt und systemischen Entzündungszeichen
        →Breitspektrum beginnen, z. B. Piperacillin/Tazobactam
        →Deeskalation bei Vorliegen eines Antibiogramms
    konsequente Ruhigstellung
        →neben der Entlastung putrider Verhalte die wichtigste Maßnahme, um eine Ausheilung bzw. ein Verhindern der Progredienz zu vermeiden
        →Entlastungsorthese unerlässlich
        →oft mehrere Wochen, teilweise sogar Monate notwendig
• Interventionell
    - Indikationen:
    bei kruralen Stenosen oder Verschlussprozessen
    - Vorgehen:
    antegrade Angiografie in Interventionsbereitschaft
• Operativ
    - Indikationen:
    eher selten
    bei Vorliegen eines Abszesses
    fortgeschrittene Osteolysen
    nicht erhaltungsfähige Extremität
    - Vorgehen:
    chirurgische Entlastung von Abszessen
    periphere Bypassrekonstruktion bei langstreckigen, nicht rekanalisierbaren Stenosen/Verschlüssen
    Sequestrektomien
    ggf. Gelenkversteifung notwendig (beispielsweise unteres Sprunggelenk)
    Ablatio minor oder major, wenn Extremität nicht erhaltungsfähig oder septische Streuung („life before limb")

Hintergrunddienst nachts anrufen?
- Üblicherweise nicht notwendig, Info genügt am Folgetag
- Patient zur Visite nüchtern lassen, um OP durchführen zu können

Tipps und Tricks
- Kombination aus diabetischer Polyneuropathie und Mikroangiopathie kann zu schmerzarmen (-freien), aber extrem ausgedehnten Läsionen führen
- Äußerlicher Befund oft blande, röntgenlogisch dann überraschende (erschreckende) Darstellung mit ausgedehnten ossären Destruktionen
- Arterielle Rekonstruktionen selten indiziert, meist Fußpulse tastbar
- Beinerhalt dauerhaft oft nicht möglich und auch wenig sinnvoll, da die Extremität zunehmend unbrauchbar wird und eine Infektquelle darstellt
- Konsequente Entlastung ist beim Beinerhalt des akuten Charcot-Fußes immens wichtig und sollte dauerhaft (oft mehrere Monate) empfohlen und durchgeführt werden.
- Auch bei jungen Patienten sollte bei Sepsis und kritischem Lokalbefund die Amputation rechtzeitig indiziert werden, um Folgeschäden zu vermeiden: Life before limb!

Fortsetzung Fallbeispiel
Die sicherlich wichtigste Maßnahme, um die Extremität zu schonen und zu erhalten, ist die konsequente Entlastung des Fußes. Hierzu ist eine Entlastungsorthese zwingend notwendig, welche eine konsequente Entlastung des Fußes ermöglicht. Nach dem Abheilen der Ulzeration sind orthopädische Schuhe nach Maß indiziert und sollten schnellstmöglich angepasst werden.

Sepsis bei Zehengangrän 21

Die Komplikation der Sepsis bei Zehengangrän (Abb. 21.1) begegnet einem im Dienst sehr häufig und zwingt nicht selten zur dringlichen Zehenamputation. Insbesondere bei systemischen Infektzeichen sollte nicht bis zum nächsten Tag abgewartet werden, sondern auch im Falle einer geplanten Gefäßdarstellung und -rekonstruktion sollte die infizierte Zehe vorher dringlich als Infektfokus und Sepsisherd entfernt werden.

Fallbeispiel
Eine 97-jährige Patientin aus dem Pflegeheim wird eingewiesen aufgrund einer „schwarzen Zehe" rechts. Aufgrund einer senilen Demenz ist sie nicht anamnesefähig. Sie sehen eine feuchte Gangrän der dritten Zehe mit ausgeprägter Umgebungsrötung, Fußpulse sind beidseits nicht tastbar, sonografisch zeigen sich beidseits langstreckige Verschlüsse der A. femoralis superficialis. Die Patientin ist bettlägerig und hat Beugekontrakturen in Hüft- und Kniegelenken beidseits. Laborchemisch sind die Entzündungswerte erhöht, der Leukozytenwert liegt bei 18.000/µl. Sie hat Fieber mit Werten über 39 °C. Was tun Sie, und was empfehlen Sie der besorgten Tochter, die auch die gesetzliche Betreuungsvollmacht hat?

Definition
- Systemische Streuung bakterieller Erreger bei Infektsituation am Fuß
- Typische Erreger sind grampositive Kokken (Staphylo-/Streptokokken) und gramnegative Stäbchen (Enterobakterien wie E. coli) oder Pseudomonaden (Pseudomonas aeruginosa)

Typischer Patient
- Älterer Patient mit einer pAVK im Stadium IV
- Diabetiker (hier durchaus auch jüngere Patienten betroffen)

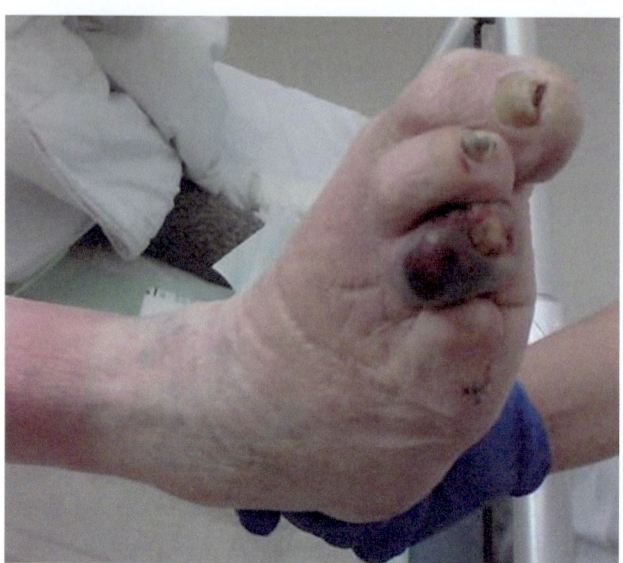

Abb. 21.1 Foto einer feuchten Gangrän der 3. Zehe mit Phlegmone beim Diabetiker

- Patienten oft schwer krank und in schlechtem Allgemeinzustand (AZ), da Ulzera schon länger bestanden haben und der Arztbesuch bis zuletzt hinausgezögert wurde

Typische Situation im Dienst
- Meist Vorstellung über Notaufnahme mit Fieber und „schwarzen Zehen"
- Teilweise auch konsiliarische Vorstellung aus anderen Kliniken (Diabetologie!)
- Oder Konsil von Intensivstation bei schlechtem AZ und Einbruch der Kreislaufsituation bei septischem Krankheitsbild

Diagnostik
- Labor
  - Entzündungsparameter wie Leukos, CRP
- Röntgen
  - Osteolysen sichtbar?
  - frische oder ältere knöcherne Verletzungen?
- Sonografie
  - zur Beurteilung der arteriellen Perfusion und
  - der Weichteile (putrider Verhalt)
- MR/CT
  - nur in Ausnahmefällen, beispielsweise bei V. a. Sprunggelenksempyem, Charcot-Fuß, Abszedierungen

Therapie
- Konservativ
  - Indikationen:
  bei trockener, oberflächlicher Gangrän
  meist allein nicht ausreichend und nur begleitend zu invasiven Maßnahmen
  - Vorgehen:
  Antibiose
  →zunächst Breitspektrum
  z. B. Piperacillin/Tazobactam 4,5 g 1–1–1–1 i.v.
  Amoxicillin/Clavulansäure 875/125 1–1–1 oral
  bei Allergie Meronem 4×1 g oder Clindamycin 3×600 mg
  →dann Deeskalation nach Erhalt des Antibiogramms
  antiseptische Verbände
  Ruhigstellung und Schonung
- Interventionell
  - Indikationen:
  bei pAVK zur Verbesserung der Perfusion
  - Vorgehen:
  antegrade Angiografie in Interventionsbereitschaft
- Operativ
  - Indikationen:
  bei jeder tiefgreifenden Gangrän
  Abszedierung
  bei Osteolysen
  septische Streuung
  - Vorgehen:
  Abszessentlastung
  Zehenamputation
  ggf. Abszessentlastung Fußsohle!
  ggf. Ablatio major bei ausgedehntem Befund („life before limb")

Hintergrunddienst nachts anrufen?
- Üblicherweise nicht notwendig, Info genügt am Folgetag
- Patient zur Visite nüchtern lassen, um OP durchführen zu können

Tipps und Tricks
- Antibiose ersetzt Abszessentlastung nicht, nach dem Motto: „Ubi pus, ibi evacua"
- Wenn stabiler Befund, dann erst Gefäßdiagnostik durchführen
- Wenn feuchte Zehengangrän und septische Streuung, dann erst Amputation zur Infektbekämpfung und anschließend im Bedarfsfall noch Verbesserung der arteriellen Perfusion (interventionell oder operativ)
- Bei ausgedehntem Befund und nicht erhaltungsfähiger Extremität: Ablatio major indizieren, sonst Gefahr für das Leben des Patienten

Fortsetzung Fallbeispiel

Sie würden in Anbetracht des fortgeschrittenen Lebensalters auf eine weiterführende Diagnostik verzichten, da diese keine Konsequenz hätte. Von der prinzipiell möglichen Anlage eines femoropoplitealen Bypasses sollte man aufgrund des nicht unerheblichen Komplikationsrisikos sowie des fraglichen Benefits für die Patientin abraten. Sie empfehlen die Amputation der entzündeten Zehe und erklären der Tochter, dass die Wunde aufgrund der verschlechterten Durchblutung eventuell nicht abheilen wird. Dann wäre ggf. im Verlauf auch eine Oberschenkelamputation notwendig, was Sie der Patientin aktuell aber ersparen wollen.

Teil VI
Vorhof- und Portkatheter

Dysfunktion eines Portkatheters 22

Die Dysfunktion eines Portkatheters ist eine der häufigsten Konsilanfragen aus der „Chemoambulanz", bei der häufig eine Neupunktion und ein Wechsel der Nadel ausreichen. Wenn alle konservativen Maßnahmen frustran verlaufen, wird die operative Revision notwendig, vor der allerdings eine Röntgenaufnahme des Thorax zur Beurteilung der Katheterlage veranlasst werden sollte.

Fallbeispiel
Sie werden konsiliarisch zu einer Patientin gebeten, bei der der Port nicht mehr funktioniert. Sie schauen sich die Patientin an, der Port ist äußerlich völlig unauffällig, die Nadel scheint korrekt zu liegen. Sie entscheiden allerdings, diese nochmals neu zu platzieren, was problemlos gelingt. Der Port ist dennoch weder spül- noch aspirierbar. Er wurde vor 2 Jahren implantiert. Sie veranlassen eine Röntgenübersichtsaufnahme vom Thorax, bei der zu sehen ist, dass die Spitze des Ports nach oben in die Vena jugularis umgeschlagen ist. In einer Voraufnahme von vor einem Jahr lag die Spitze korrekt. Der Katheter wird noch für die Chemotherapie benötigt, kann daher also nicht einfach ersatzlos entfernt werden. Was tun Sie als nächstes?

Definition
- Nicht funktionsfähiger Portkatheter
  - entweder durch Dislokation der Kammer (Abb. 22.1) bzw. des Katheterschlauches oder
  - durch eine Thrombose im Katheterschlauch und/oder der zentralen Venen

Typischer Patient
- Vorstellung aus „Chemoambulanz" oder konsiliarisch von anderen Stationen, weil Port sich nicht mehr punktieren und spülen lässt
- Oft liegt die Katheteranlage schon länger (z. T. Jahre) zurück

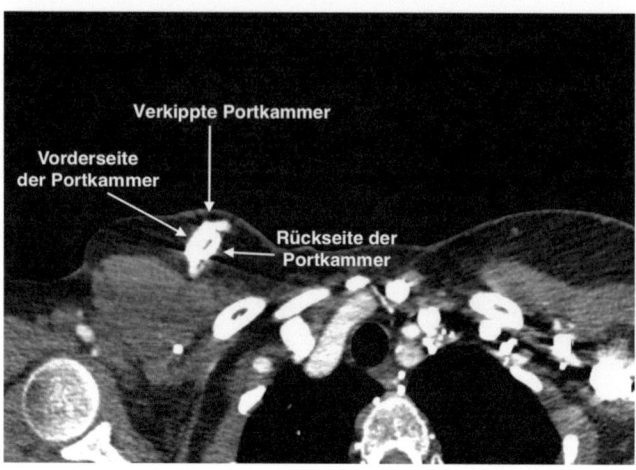

Abb. 22.1 CT zeigt eine verkippte Portkammer als Ursache einer Portdysfunktion mit frustranen Punktionsversuchen

- Teilweise aber auch erst kürzlich erfolgte Implantation mit noch in situ befindlichem Nahtmaterial
- Gelegentlich Infektzeichen mit Fieber und Schüttelfrost

Typische Situation im Dienst
- Chemotherapie oder Infusionen bzw. Ernährung nicht möglich
- Hubernadel (das ist die rechtwinklig gebogene Spezialnadel) liegt häufig
- Evtl. äußerlich Rötung sichtbar
- Teilweise auch Paravasat nach Fehlpunktion und Infusion ins Subkutangewebe

Diagnostik
- Klinische Untersuchung und Funktionsprüfung
  - Inspektion der Wund- und Narbenverhältnisse
  - Bei liegender Hubernadel kontrollieren, ob diese korrekt liegt, ggf. neu stechen.
  - Kontrolle auf Möglichkeit, den Katheter zu spülen. Aspiration funktioniert oft nicht, auch wenn Katheter korrekt liegt. Spülung (ggf. anfangs mit leichtem Druck) gelingt vielfach, Infusion danach problemlos durchführbar.
  - Wenn Nadel korrekt liegt und Spülung nicht möglich ist, liegt eine Dysfunktion vor und weitere Maßnahmen/Untersuchungen sind notwendig. Oft zeigt sich hier ein erheblicher Widerstand beim Versuch, den Katheter zu spülen, bis die Spritze sich löst und die Spüllösung austritt – ganz zum Leidwesen der umstehenden Personen.
- Labor
  - Entzündungswerte

- Sonografie
  - bei V. a. Infekt/Verhalt
  - oft eindeutig sichtbare echofreie Formation in Porttasche
  - ggf. unter Sonokontrolle Punktion oder Spreizen und Sekret für Abstrich gewinnen
  - aber: Wunde nicht kritiklos spreizen oder Tasche punktieren, da hierbei Kontamination erfolgen kann
- Röntgen-Thorax a.p.
  - Hier sieht man die Portkammer, den Schlauch und die Lage der Katheterspitze.
  - Wenn die Katheterspitze nach oben (in ipsilaterale V. jugularis) oder zur Gegenseite (kontralaterale V. subclavia) umgeschlagen ist, dann ist es wichtig, wie lange der Katheter schon liegt.

  Wenn erst kürzlich, dann handelt es sich meist um einen technischen Fehler während der Implantation, und eine operative Revision ist ohne weitere Diagnostik möglich.

  Wenn der Katheter schon länger liegt und bisher immer problemlos funktioniert hat, dann ist es oft so, dass die Katheterspitze im Laufe der Zeit aufgrund einer zentralen Thrombose oder Stenose im Bereich der V. subclavia, brachiocephalica oder cava superior disloziert ist.
- CT-Angio- bzw. Phlebografie
  - Hier sieht man, ob V. brachiocephalica oder V. cava superior thrombosiert sind.
  - Dies ist wichtig, um intraoperativ keine Überraschungen zu erleben, wenn der Katheter ipsilateral nicht mehr platziert werden kann.
  - Wenn als Ursache für die Fehllage eine ipsilaterale Thrombose im Bereich der zentralen Venen vorliegt, empfiehlt sich die Neuimplantation über die Gegenseite oder ipsilateral (bei offener V. brachiocephalica) über die V. jugularis.

Therapie
- Konservativ
  - Indikationen:
    bei Fehllage der Nadel
    wenn Port nicht mehr gebraucht wird
  - Vorgehen:
    neue Punktion vornehmen
    Nadelwechsel
    nicht mehr benötigter Port kann in Ausnahmefällen (z. B. Gerinnungsstörung, ausdrücklicher Patientenwunsch) vorübergehend belassen werden, sollte aber prinzipiell baldmöglichst entfernt werden
- Interventionell
  - Indikationen:
    V. a. Portthrombose

- Vorgehen:
  Instillation von rtPA (Actilyse®) und Heparingemisch
  →1 mg Actilyse®/1000 IE Heparin
  →meist 5 mg Actilyse® mit 5000 IE Heparin
- Operativ
  - Indikationen:
    eindeutige Fehllage
    durch Lyse nicht rekanalisierbar
    nicht mehr benötigter Port
    V. a. Infekt
  - Vorgehen:
    Explantation
    ggf. Wechsel ipsilateral oder
    Neuanlage kontralateral
    bei Infektverdacht Antibiose und ggf. vorübergehend Anlage eines ZVKs
    (zur Überbrückung)

Hintergrunddienst nachts anrufen?
- Üblicherweise nicht notwendig, Info genügt am Folgetag
- Patient zur Visite nüchtern lassen, um OP durchführen zu können

Tipps und Tricks
- Oft genügt Korrektur der Nadel
- Röntgen-Thorax nicht vergessen, bevor eine operative Revision erfolgt
- Nach kranial dislozierter oder nach oben in V. jugularis umgeschlagener Katheter kann Hinweis auf Stenose/Verschluss der V. cava sein
- Keine kritiklose Punktion der Tasche oder Spreizung der Wunde (Infektgefahr!)
- Da für die Portexplantation (im Vergleich zur Implantation) keine speziellen Anforderungen an die Räumlichkeiten vorliegen, kann der Port üblicherweise (abhängig von den Standards der eigenen Klinik/Abteilung) vom diensthabenden Assistenzarzt in den Eingriffsräumen der Notaufnahme explantiert werden

Fortsetzung Fallbeispiel
Prinzipiell könnten Sie die operative Revision und Neuanlage indizieren, im einfachsten Fall wäre eine Neuplatzierung der Spitze möglich. Dennoch ist es unbedingt zu empfehlen, präoperativ noch eine CT-Untersuchung zu veranlassen, um den Grund für die Dislokation herauszufinden. Oft steckt eine Thrombose der Vena cava superior dahinter, was intraoperativ zu Überraschungen und Komplikationen führen kann. Ggf. kann im Vorfeld sogar eine radiologische Intervention (z. B. Stent-Angioplastie der Vena cava superior) notwendig werden.

Infektion eines Portkatheters

23

Oft eindeutige Infektzeichen und putride Sekretion, teilweise aber auch blander Lokalbefund und Fieber während Infusionstherapie. Im Zweifel einen infizierten Portkatheter (Abb. 23.1) lieber entfernen, was in Lokalanästhesie in Behandlungsräumen der Notaufnahme oder Ambulanz möglich ist.

Fallbeispiel
Ein 35-jähriger Patient mit einem Port zur Ernährung bei Kurzdarmsyndrom wird Ihnen konsiliarisch vorgestellt mit der Bitte, den Port aufgrund eines mutmaßlichen Infektes zu entfernen. Der Port wird noch benötigt, bei Entfernung wäre vorübergehend die Anlage eines ZVKs und die Planung der Portanlage auf der Gegenseite notwendig. Äußerlich ist der Port völlig reizlos, der Patient ist in einem sehr reduzierten Allgemein- und Ernährungszustand und erzählt Ihnen, dass er immer wieder abends Fieber hat. Einen Zusammenhang mit der Infusion oder der Ernährung über den Port sieht er nicht. Er hat den Port seit 2 Jahren und Angst, dass dieser entfernt werden muss und er eine neue Operation braucht. Er fragt Sie, ob es keine andere Möglichkeit gibt, als den Port zu entfernen. Was antworten Sie?

Definition
- Sämtliche Infektionen in Zusammenhang mit einem Portkatheter

Typischer Patient
- Kürzlich implantierter Portkatheter mit Wundheilungsstörung, teilweise noch liegendes Nahtmaterial
- Sowohl kachektische als auch adipöse Patienten sind gefährdet.
- Ein Port zur Ernährungstherapie ist deutlich anfälliger als einer, der zur Chemotherapie verwendet wird, da der „Ernährungs-Port" praktisch immer punktiert ist und die Nadel permanent liegt.

Abb. 23.1 Sonografische Darstellung eines infizierten Portkatheters mit echofreiem Verhalt um den Katheter

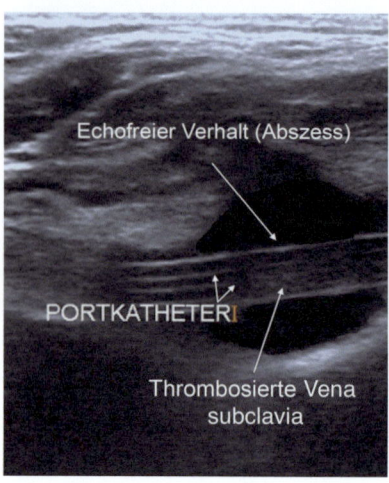

Typische Situation im Dienst
- Patient wird in Notaufnahme vorstellig wegen Problemen im Bereich der OP-Wunde nach Portanlage
- „Eiter" aus OP-Wunde (teilweise aber auch nur fibrinbelegte Wunde)
- Konsilanfrage bei Patienten mit Fieber und „positiven Blutkulturen" bei liegendem Portkatheter zur weiteren Fokussuche
- Vorstellung aus „Chemoambulanz" mit Fieber bei Benutzung des Katheters

Diagnostik
- Klinische Untersuchung
  - Inspektion oft ausreichend bei eindeutigem Infekt
  - unauffälliger Lokalbefund schließt Infekt aber nicht aus
- Labor
  - Entzündungsparameter
  - Blutkultur
    ggf. Blutkultur getrennt aus der Peripherie und dem Katheter („Time to Positivity", TTP):
    →hilfreich insbesondere bei äußerlich blandem Befund und positiven Blutkulturen, um einen Katheterinfekt beweisen bzw. ausschließen zu können
    →Prinzip: zeitgleiche Abnahme von Blutkulturen aus der Peripherie und dem Katheter und Dokumentation, welche Probe zuerst positiv wird
    →zuerst Peripherie: Katheterinfekt unwahrscheinlich
    →zuerst Port: Katheterinfekt wahrscheinlich; auch bei blandem Lokalbefund sollte eine Explantation erfolgen
- Röntgen-Thorax
  - Darstellung der Katheterlage, insbesondere der Spitze
  - wichtig bei Katheterdysfunktionen

Therapie
- Konservativ
  - Indikationen:
  blander Lokalbefund
  ohne systemische Entzündungszeichen und bei negativer Blutkultur
  Überbrückung der Zeit, bis bakteriologische Befunde vorliegen
  - Vorgehen:
  Antibiose, zunächst Breitspektrum (z. B. Piperacillin/Tazobactam 4 g/0,5 g 3×täglich), nach Erhalt des Antibiogramms deeskalieren
  ggf. „Portblock" mit Antibiotikum, Taurolidin (Taurolock®), Ethanol 70 % oder Citrat (Citra-Lock®)
  ggf. lokal antiseptische Verbände
- Operativ
  - Indikationen:
  bei eindeutigem Befund mit
  →Pusaustritt
  →Wunddehiszenz
  →Tascheninfekt
  positive Blutkultur früher über Port als peripher (Stichwort: TTP)
  - Vorgehen:
  Portexplantation
  Taschenrevision
  wenn weiterhin zentraler Zugang benötigt wird, dann ev. Überbrückung durch ZVK auf der Gegenseite
  →bevorzugt V. jugularis interna
  Neuimplantation auf Gegenseite
  →nach Stabilisierung der Wundverhältnisse sowie Abklingen der lokalen und systemischen Infektzeichen
  →über V. cephalica oder subclavia

Hintergrunddienst nachts anrufen?
- Üblicherweise nicht notwendig, Info genügt am Folgetag
- Patient zur Visite nüchtern lassen, um OP durchführen zu können

Tipps und Tricks
- Nicht jeder angebliche „Portinfekt" ist wirklich einer und zwingt zur Explantation
- Oft handelt es sich um eine konservativ behandelbare einfache Wundheilungsstörung oder Fieber anderer Genese
- Aber auch nicht unterschätzen, denn bei immunsupprimierten Patienten kann ein Portinfekt atypisch und blande verlaufen und eine verzögerte Explantation schnell lebensbedrohlich werden
- Serome im OP-Gebiet kurz nach dem Eingriff nicht abpunktieren, da hierdurch Kontamination und Infekt erst provoziert werden können

- Im Zweifel, bei schlechtem AZ, keiner anderen Infektquelle und frustraner konservativer Therapie sollte die Indikation zur Explantation großzügig gestellt werden
- Da für die Portexplantation (im Vergleich zur Implantation) keine speziellen Anforderungen an die Räumlichkeiten vorliegen, kann der Port üblicherweise (abhängig von den Standards der eigenen Klinik/Abteilung) vom diensthabenden Assistenzarzt in den Eingriffsräumen der Notaufnahme explantiert werden

Fortsetzung Fallbeispiel
Da der Portkatheter im vorliegenden Fall äußerlich völlig reizlos ist und kein Anhalt für einen Infekt besteht, wäre die Abnahme von Blutkulturen (im Idealfall bei erneutem Temperaturanstieg) aus dem Port sowie der Peripherie notwendig. Wenn zuerst aus den peripher entnommenen Blutkulturen ein Keimnachweis möglich ist, spricht dies für eine andere Infektquelle und gegen einen Portinfekt. In solchen Fällen wären Antibiotikagabe und Infektsuche indiziert.

Anders verhält es sich im Fall eindeutiger klinischen Zeichen eines Portinfektes (z. B. Rötung, Schwellung, putride Sekretion aus dem Portlager) oder positiven Blutkultur zuerst aus dem Port, danach aus der Peripherie. Dann käme der Patient nicht um eine Portexplantation herum, und Sie müssten ihm erklären, dass er andernfalls ein hohes Risiko einer Sepsis mit letalem Ausgang hätte.

Infektion eines Vorhofkatheters

24

Der Infekt ist eine häufige Komplikation der ungetunnelten, seltener (aber dennoch ebenfalls regelmäßig) bei getunnelten Kathetern mit Muffe. Nicht selten blander Lokalbefund, aber im Zweifel und bei typischer Anamnese (Fieber während Dialyse!) lieber einmal zu oft und zu früh einen Katheter explantieren (Abb. 24.1), als Patienten durch prolongierten Infekt zu gefährden.

Fallbeispiel
Ein 78-jähriger Hämodialysepatient hat seit einigen Tagen Fieber, auffälligerweise immer während der Dialyse. Der Dialysekatheter ist zwar äußerlich unauffällig, der Patient befindet sich aber in einem sehr reduzierten Zustand, und der Nephrologe wünscht die dringliche Explantation des Vorhofkatheters. Was tun Sie?

Definition
- Infektion eines Vorhofkatheters
- Entweder im Rahmen einer Infektion der OP-Wunde, durch Kontamination oder durch systemische Streuung

Typischer Patient
- Oft schon länger liegender Katheter bei terminaler Niereninsuffizienz
- Typischerweise aber auch erst vor kurzem implantiert mit noch liegendem Nahtmaterial, dann meist perioperativer Infekt
- Shaldonkatheter oder getunnelte „ungemuffte" Katheter (heute kaum noch verfügbar) häufiger betroffen als „getunnelte" Demerskatheter mit „Muffe"

Typische Situation im Dienst
- Konsil aus Dialyse oder anderen Stationen (meist „Innere") wegen V.a. Demersinfekt
- Typischerweise Fieber unter Dialyse oder

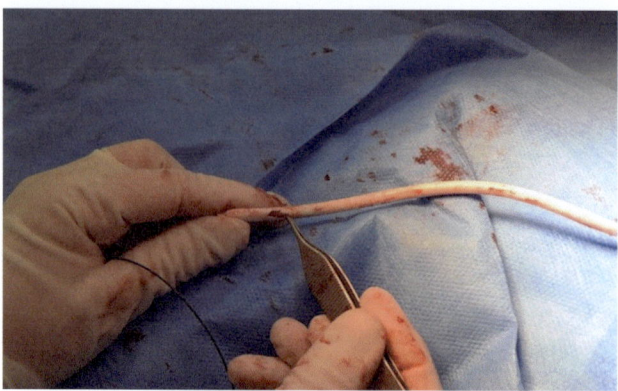

Abb. 24.1 Explantierter infizierter Demerskatheter mit organisiertem Thrombus im Bereich der Katheterspitze

- Wundinfekt mit „Eiter" (hier gilt: erst einmal anschauen, mutmaßlicher Eiter ist oft auch nur ein Fibrinbelag)
- Vorstellung über Notaufnahme/Sprechstunde bei Z.n. Demersimplantation und jetzt Wundinfekt und Fieber

Diagnostik
- Klinische Untersuchung
  - Wunde bzw. Narbe genau anschauen!
  - nicht vergessen: Katheterverlauf ebenfalls inspizieren/palpieren (Fluktuation? Crepitation?)
- Labor
  - Entzündungswerte
  - ggf. Blutkultur getrennt aus Peripherie und Katheter („Time to Positivity", TTP).
  - hilfreich insbesondere bei äußerlich blandem Befund und positiven Blutkulturen, um einen Katheterinfekt beweisen oder ausschließen zu können
  - Prinzip: zeitgleiche Abnahme von Blutkulturen aus der Peripherie und dem Katheter unter Dokumentation, welche Probe zuerst positiv wird
    →zuerst Peripherie: kein Katheterinfekt; andere Infektquelle
    →zuerst Port: Katheterinfekt wahrscheinlich; auch bei blandem Lokalbefund sollte eine Explantation erfolgen
- Abstrich
  - insbesondere bei sekundärer Wundheilung und putrider Sekretion
  - aber nicht kritiklos punktieren oder gar intakte Wunden spreizen, nur um Material für Mikrobiologie zu erhalten
- Sonografie
  - echoarmer oder -freier Verhalt im Katheterverlauf

- Röntgen-Thorax
  - Darstellung der Katheterlage, insbesondere der Spitze
  - wichtig insbesondere bei Katheterdysfunktionen

Therapie
- Konservativ
  - Indikationen:
    bei äußerlich unauffälligem Befund und negativer Blutkultur
    bei positiver Blutkultur, aber nur bzw. zuerst aus Peripherie positiv
    wenn Fieber völlig unabhängig von der Dialyse
  - Vorgehen:
    Antibiose, zunächst Breitspektrum (z. B. Piperacillin/Tazobactam 4 g/0,5 g 3×täglich), nach Erhalt des Antibiogramms deeskalieren
    ggf. „Katheter-Block" mit Antibiotikum, Taurolidin (Taurolock®), Ethanol 70 % oder Citrat (Citra-Lock®)
- Operativ
  - Indikationen:
    bei klinisch eindeutigem Befund
    bei rezidivierendem Fieber unter Dialyse und
    bei positiver Blutkultur (TTP: Katheter vor Peripherie)
    bei fraglichem Infekt, wenn Katheter nicht mehr gebraucht wird
  - Vorgehen:
    Katheterexplantation
    Wunde offen lassen
    ggf. Shaldon über die Gegenseite und Neuanlage eines getunnelten, gemufften Katheters im Verlauf

Hintergrunddienst nachts anrufen?
- Normalerweise nicht notwendig
- Die Entfernung eines infizierten Katheters kann meist nach einmaliger Anleitung auch ohne fachärztliche Unterstützung erfolgen:
  - Die Muffe muss freipräpariert werden, danach lässt sich der Katheter meist mühelos entfernen.
  - Der „ungemuffte" Katheter kann einfach gezogen werden.

Tipps und Tricks
- „Eiter" ist oft Fibrinbelag
- Keine vorschnelle Explantation bei unauffälligem Situs, vorher Ausschluss anderer Infektquellen
- Aber auch nicht zu lange warten! Dialysepatienten sind oft multimorbide und immunsupprimiert

- Wenn rezidivierende Fieberschübe unter Dialyse und deutliche Verschlechterung des Allgemeinzustandes des Patienten, dann zügige Explantation anstreben und Katheter über Gegenseite im Verlauf implantieren

Fortsetzung Fallbeispiel
Bei einer Besiedlung des Kunststoffes mit Bakterien, was äußerlich reizlos erscheinen kann, kommt es typischerweise zu Fieber während der Katheter-Dialyse. In diesem Fall empfiehlt es sich, den Vorhofkatheter zügig und ohne weitere Diskussionen oder zeitaufwendige Diagnostik zu entfernen. Dialysepatienten sind meistens multimorbid und können durch Infekte schnell septische Komplikationen mit nicht selten letalem Ausgang entwickeln.

Teil VII
Dialyseshunts

Shuntverschluss

25

Der Shuntverschluss ist ein häufiger Grund für die Kontaktaufnahme mit der Gefäßchirurgie im Dienst. Wenn der Shunt nicht komplett verschlossen ist, kann eine perkutane Intervention die Dialysierbarkeit des Patienten schnell und unter ambulanten Bedingungen wiederherstellen (Abb. 25.1).

Fallbeispiel
Es ist ein typischer Freitagnachmittag, die Notaufnahme ist überbelegt, u. a. mit einem 63-jährigen Dialysepatienten, dessen nativer Ciminoshunt seit heute verschlossen ist. Er ist nüchtern, der Kaliumwert ist geringgradig erhöht und der Kollege aus der Nephrologie meint, dass die Hämodialyse heute, spätestens am Folgetag (Samstag) notwendig ist. Legen Sie dem Patienten einen Shaldonkatheter und lassen ihn hierüber dialysieren, um am Montag die OP durchführen zu können?

Definition
- Verschluss eines Hämodialyseshunts
- Meist akut und komplett, teilweise inkomplett bei Stenosierungen

Typischer Patient
- Patient unter Hämodialysetherapie
- Oft bereits langjährige Dialyse über den Shunt, teilweise aber auch erst kürzlich erfolgte Shuntanlage
- Viele Patienten sind bestens bekannt und kommen regelmäßig mit einem Shuntverschluss.
- Teilweise berichten die Patienten, dass die Dialyse bereits schon einige Wochen nicht mehr richtig funktioniert, zu lange dauert (Hinweis auf ein arterielles Zustromproblem) oder nach Entfernung der Nadel sehr lange abgedrückt werden muss (Hinweis auf ein zentrales Abstromproblem).

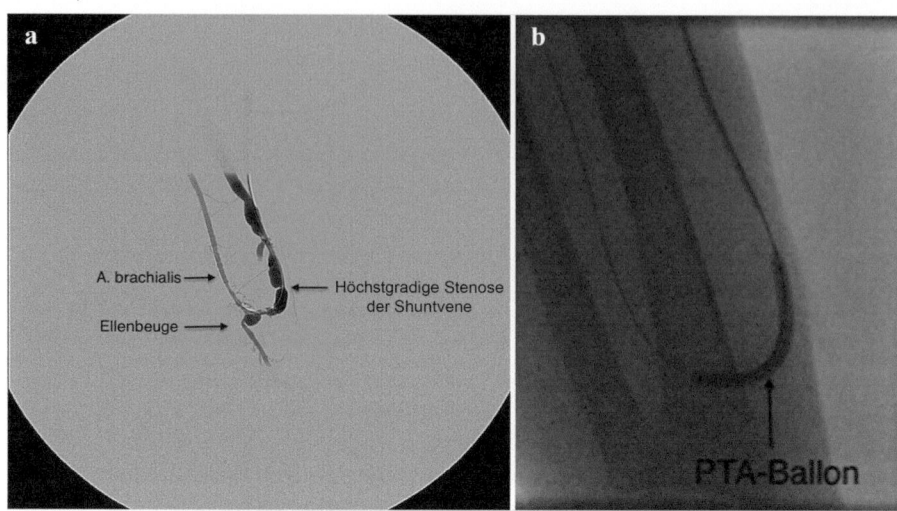

Abb. 25.1 a, b **a** Die angiografische Darstellung eines Patienten mit einem nicht mehr suffizient dialysierbaren nativen AV-Shunt zeigt als Ursache eine höchstgradige anastomosennahe Stenose. **b** Diese wurden daraufhin erfolgreich ballonangioplastiert

Typische Situation im Dienst
- Patient mit akutem Shuntverschluss aus der Dialyse angekündigt
- Manche Patienten merken auch selbst, dass der Shunt verschlossen ist (kein Schwirren tastbar), und stellen sich in der Notaufnahme/Sprechstunde vor.
- Teilweise kommt es auch zu einer akuten Komplikation im Sinne einer Shuntruptur bzw. einer Blutung eines Aneurysmas.

Diagnostik
- Anamnese
  - Es empfiehlt sich, wenn immer möglich, kurz mit dem „Dialysearzt" bzw. der Pflege Rücksprache zu halten und die Vorgeschichte zu erfragen.
- Klinische Untersuchung
  - Shunt weder schwirrend noch pulsierend
  - ggf. im Bereich der Anastomose noch Anschlagspuls tastbar
  - oft im Verlauf der Punktionsstrecke tastbare Verhärtungen, teilweise auch Aneurysmata sicht-/palpierbar
  - meist ausreichend, um die Diagnose zu stellen
- Sonografie
  - kann versucht werden, um die Ursache (Stenose, Aneurysma, Infektion, partielle Thrombose, Verschluss der zuführenden Arterie) genauer zu bestimmen und darzustellen
- Shuntografie
  - kann indiziert werden, wenn die Anastomosenregion offen ist und nachgeschaltet ein partieller Verschluss bzw. relevante Stenosen vorliegen

25 Shuntverschluss

- nicht indiziert zur alleinigen Diagnostik, sondern nur in Interventionsbereitschaft
- CT-Phlebografie
  - selten notwendig, bietet sich aber bei Verdacht auf zentrale Stenosen an
  - wichtig, wenn neben der Shuntrevision auch die Anlage eines Vorhofkatheters geplant bzw. notwendig ist. So können präoperativ zentrale Stenosen oder Verschlüsse, welche ggf. die Implantation eines Vorhofkatheters erschweren würden, dargestellt werden.

Therapie
- Konservativ
  - Indikationen:
    allenfalls bei nicht mehr indizierter Hämodialyse
      →Rekompensation der Nierenfunktion
      →funktionsfähige Transplantatniere
    geplanter Umstieg auf Peritonealdialyse oder
    bei präfinalen Patienten
  - Vorgehen:
    ggf. CPS-Pulver (1–2 Beutel) bei Hyperkaliämie
    Flüssigkeitsrestriktion
    ggf. Schleifendiuretika bei Restfunktion
    symptomatische Therapie (Antiemetika, Analgetika, Morphinperfusor) bei palliativer Situation
- Interventionell
  - Indikationen:
    wenn Shunt im Anastomosenbereich noch offen und nachgeschaltet nicht komplett verschlossen
    wenn kurzstreckig thrombotisch verschlossen
    intraoperativ bei zentralen Stenosen
  - Vorgehen:
    Shuntografie und perkutane transluminale Angioplastie (PTA) von Stenosen
    zentrale Stenosen ggf. mit Stent versorgen
    Lysetherapie mit rtPA mit anschließender Intervention bei sich demaskierenden Stenosen
- Operativ
  - Indikationen:
    bei komplettem langstreckigen Verschluss
    bei interventionell nicht rekanalisierbarem Verschluss
    bei großen Aneurysmata mit hoher Thromobuslast
  - Vorgehen:
    bei eindeutiger Diagnose Shuntrevision zügig durchführen, im Idealfall direkt am Aufnahmetag und im Anschluss Hämodialyse über den Shunt
    wenn Kaliumwert zu hoch und präoperativ eine Dialyse notwendig, dann Anlage eines Shaldonkatheters und OP am Folgetag

wenn Shunt nicht mehr erhaltungsfähig erscheint (völlig aufgebraucht, Infekt, rezidivierende Verschlüsse in immer kürzeren Abständen), dann empfiehlt sich die Neuanlage eines Shunts (bevorzugt autolog ipsilateral) inkl. Implantation eines permanenten getunnelten Vorhofkatheters (Demerskatheter)
alternativ Diskussion eines anderen Dialyseverfahrens (Peritonealdialyse)

Hintergrunddienst nachts anrufen?
- Je nach Standards der Abteilung
- Prinzipiell notfallmäßige Revision nicht indiziert, wird von einigen aber durchgeführt (auch nachts)

Tipps und Tricks
- Shuntrevision so schnell als möglich anstreben (aber nicht zwingend nachts)
- Vorhofkatheteranlage sollte verhindert werden
- Blutungen und Infekte sind selten, aber dann oft komplex zu versorgen
- Vor der Revision sollte man sich einen Plan machen, ob und wo Punktionsstrecke erhalten werden kann. Den Shunt möglichst nicht auf gesamter Länge freilegen

Fortsetzung Fallbeispiel
Grundsätzlich sollte, wenn immer möglich, wie auch in diesem konkreten Fall die Anlage eines Vorhofkatheters vermieden werden. Diese geht mit einem erhöhten Infektrisiko sowie nicht selten mit einer Thrombose der zentralen Venen einher. Daher sollte die operative Revision am Freitagabend, spätestens am Samstagfrüh durchgeführt werden. In vielen Fällen ist der Anästhesist mit diesem Vorgehen einverstanden und der Patient narkosefähig, wenn eine entsprechende konservative Therapie zur Kaliumkontrolle (meist CPS-Pulver) durchgeführt wird. Keinesfalls sollten kritiklos Shaldonkatheter angelegt werden, um den operativen Eingriff in die reguläre Arbeitszeit zu terminieren.

Shuntblutung

26

Eine der häufigsten notfallmäßigen Konsilanfragen aus der Dialyse ist neben dem akuten Shuntverschluß die Shuntblutung, welche meist auf einen erhöhten Venendruck zurückzuführen ist. Typischerweise kommt es hier zu Blutungskomplikationen nach Entfernung der Dialysekanüle bei auffällig langen Abdrückzeiten.

Fallbeispiel
Ein 54-jähriger terminal niereninsuffizienter Patient (Abb. 26.1) erhält die Hämodialyse über einen nativen Oberarm- Basilicashunt. Ein Aneurysma ist seit langem bekannt, hier zeigt sich aktuell eine Kruste, aus der es nun spritzend blutet. Nach 30-minütiger Kompressionstherapie steht die Blutung, aber der Shunt pulsiert. Sonografisch zeigt sich hinter dem Aneurysma eine hochgradige Stenose am mittleren Oberarm, die Vena basilica oberhalb davon ist kollabiert, aber offen. Der Patient möchte unbedingt nach Hause. Was tun Sie?

Definition
- Blutung bzw. Blutungskomplikation aus arteriovenösem Dialysezugang

Typischer Patient
- Patient mit frisch angelegtem Shunt, dann meist Blutung aus Anastomosenbereich
- Bekanntes Punktionsaneurysma im Shuntverlauf
- Progredientes Ulkus über Shunt
- Mehrmalige Shuntinterventionen bei zentralem Abstromproblem in Vorgeschichte

Typische Situation im Dienst
- Patient angekündigt aus der Dialyse mit nicht stillbarer Blutung nach Punktion
- Meist bereits hoher Venendruck bei zentraler Stenose bekannt

Abb. 26.1 Klinischer Befund eines rezidivierend blutenden Shunts bei Aneurysmata und zentralen Stenosen im Bereich der Cephalica-Mündung (aktuell nach suffizienter Kompression keine Blutung mehr)

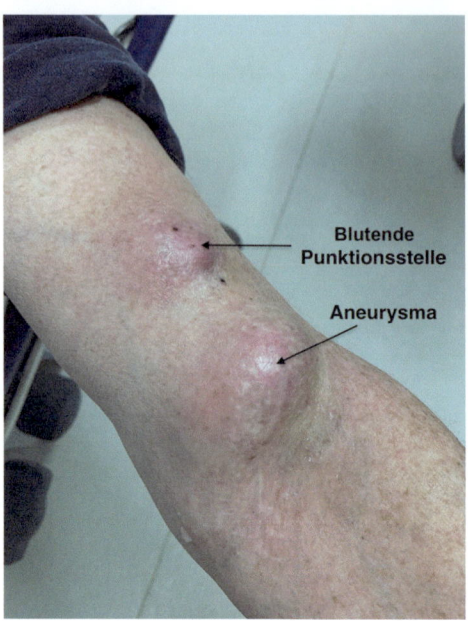

- Patient aus Angio während bzw. kurz nach Intervention aufgrund einer Ruptur als Komplikation bei/nach Intervention
- Über Notaufnahme mit Blutungskomplikation aus Shunt nach kürzlicher OP, bekanntem Aneurysma mit Ulzeration oder bekanntem zentralen Abstromproblem

Diagnostik
- Klinische Untersuchung
  - Inspektion
    aktive oder auch stattgehabte Blutungsquellen
    Ulkus oder Schorf über Shunt
    Rötung, Schwellung und Sekretion als Hinweis auf einen Infekt
  - Palpation
  - kräftig pulsierende Shuntvene als Hinweis auf eine zentrale Stenose und hohen Venendruck
  - kein Schwirren und keine Pulsation, wenn sich der Shunt im Rahmen der Blutungskompression verschlossen hat
- Sonografie
  - Thrombus
  - Wandverdickung
  - Abstrom und V. a. zentrale Stenosen

- Shuntografie
  - Wenn der Shunt offen ist und der Verdacht auf zentrales Abstromproblem besteht, dann sollte eine Shuntographie in Interventionsbereitschaft indiziert werden

Therapie
- Konservativ
  - Indikationen:
    wenn Blutung spontan sistiert und zentrales Abstromproblem ausgeschlossen wurde
  - Vorgehen:
    Kompression bzw. einfacher Verband oft ausreichend
    Antibiose bei Infektverdacht
- Interventionell
  - Indikationen:
    persistierende Blutung
    bekannte bzw. vermutete zentrale Stenose
  - Vorgehen:
    Shuntografie und perkutane transluminale Angioplastie (PTA) des Abstroms
- Operativ
  - Indikationen:
    wenn Blutung kurz nach Shuntanlage auftritt und Anastomose betroffen ist
    großes Ulkus
    großes Aneurysma der Shuntvene
    großes, entlastungspflichtiges Hämatom
    drohendes oder manifestes Kompartmentsyndrom
    Protheseninfekt
  - Vorgehen:
    Umstechung der Blutungsquelle
    Revision der Anastomose, ggf. Neuanlage
    Ulkusresektion und Rekonstruktion, ggf. inkl. intraoperativer Dilatation des zentralen Abstroms
    Aneurysmaraffung oder Resektion und Interposition
    Hämatomentlastung
    Fasziotomie
    Explantation einer infizierten Prothese und Shuntneuanlage inkl. Vorhofkatheter, um Shunt vorübergehend schonen zu können

Hintergrunddienst nachts anrufen?
- Oft durch Kompression vorübergehend zu stabilisieren, im Zweifel aber lieber telefonische Besprechung von Befund und Prozedere

Tipps und Tricks
- Ursachen oft hoher Venendruck (zentrale Stenose), wenn Punktionsstelle nicht aufhört zu bluten
- Infekt, Ulkus oder Aneurysma weitere häufige Ursachen
- Oft keine Blutung mehr, wenn Patient Notaufnahme erreicht, weil Kompression suffizient war
- Aber nicht leichtfertig nach Hause lassen; Wahrscheinlichkeit, dass es wieder blutet, ist sehr groß
- OP in Blutleere bei Aneurysma/Ulkus über Shunt oft hilfreich, geringere Blutung und OP ohne Assistenz im Dienst möglich
- Wenn Shunt weiterhin pulsiert, unbedingt angiografische Darstellung des zentralen Abstroms anstreben. Andernfalls kann es durch eine zentrale Stenose und einen erhöhten Venendruck zu anhaltenden Blutungen aus den Punktionsstellen kommen

Fortsetzung Fallbeispiel
Für Dialysepatienten ist es typisch, dass sie jeden unnötigen stationären Aufenthalt vermeiden wollen, was in gewisser Weise auch verständlich ist: Sie befinden sich oft genug in der Dialyse und verbringen viel Zeit im Krankenhaus. Dennoch sollte man in diesem Fall den Patienten unbedingt unterschreiben lassen, dass er die stationäre Behandlung ablehnt, und ihm nahelegen, hierzubleiben. Es kann jederzeit wieder bluten, und offensichtlich hat der Shunt ein venöses Abstromproblem. Ulkusexzision, Raffung des Aneurysmas und autologe Patchplastik (aus Anteilen der resezierten Aneurysmawand) der nachgeschalteten Stenose sind zeitnah durchzuführen, um eine erneute Blutungskomplikationen zu vermeiden.

Shuntinfekt

27

Insbesondere bei alloplastischen Shunts sind Infekte eine häufige und sehr ernste Komplikation bei den multimorbiden und vielfach immungeschwächten Dialysepatienten.

Fallbeispiel
Ein 82-jähriger Patient mit einem vor 2 Jahren implantierten Unterarm-PTFE-Loopshunt (Abb. 27.1) zeigt klinisch eine massive Rötung und Schwellung über dem Shuntverlauf. Zudem hat er Fieber und Schüttelfrost. Das Ergebnis der Blutkulturen ist noch nicht fertig, die Entzündungswerte sind massiv erhöht. Was tun Sie?

Definition
- Infektkomplikation eines Hämodialyseshunts
- Oberflächlich kutan/subkutan oder tief bis auf Shunt reichend
- Bei nativem Shunt (autolog) möglich, häufiger aber bei alloplastischen Zugängen

Typischer Patient
- Frisch angelegter Shunt mit Wundheilungsstörung der OP-Wunde
- Adipöser oder kachektischer Patient
- Multiple Revisionen in Vorgeschichte

Typische Situation im Dienst
- Vorstellung in Notaufnahme mit Fieber
- teilweise bereits äußerlich sichtbare Infektkomplikation bei Rötung, Schwellung und putrider Sekret aus Wunde
- Typischerweise auch konsiliarische Vorstellung aus der Dialyse/Nephrologie aufgrund rezidivierender Fieberschübe während der Dialyse
- Teilweise auch unklarer Infekt ohne sicheren Fokus bei liegendem PTFE-Shunt („silent infection")

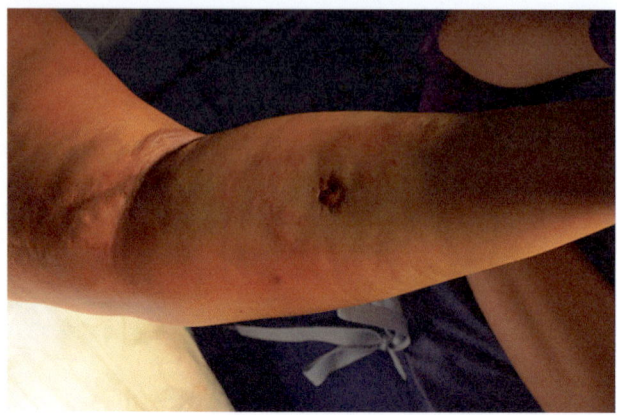

Abb. 27.1 Klinischer Befund eines infizierten Kunststoffshunts mit Hautperforation und putrider Sekretion

Diagnostik
- Klinische Untersuchung
  - Rötung, Schwellung, Induration, putride Sekretion
  - freiliegende Prothese
- Labor
  - Blutbild
  - Entzündungsparameter
- Abstrich
  - bei offenen Wunden/Sekretion
- Blutkultur
  - bei Fieber/Schüttelfrost
- Sonografie
  - echoarmer Verhalt um den Shunt sichtbar
  - Unterscheidung Verhalt und Aneurysma möglich
  - Shuntthrombus/-verschluss darstellbar

Therapie
- Konservativ
  - Indikationen:
    selten erfolgversprechend
    allenfalls bei oberflächlichem Weichteilinfekt ohne Beteiligung der Prothese
    bei autologen Shunts oft möglich
  - Vorgehen:
    Antibiose (Breitspektrum)
    lokal antiseptische Therapie (z. B. mit Serasept®/Octenisept® oder Cutimed sorbact®)

- Interventionell
  - Indikationen:
    aufgrund des Infektes keine sinnvolle Indikation
    allenfalls bei begleitendem Shuntverschluss und Stenosen zentral im Abstrom
  - Vorgehen:
    Lyse
    perkutane Intervention
- Operativ
  - Indikationen:
    bei eindeutigem Infekt mit putrider Sekretion
    bei septischem Krankheitsbild
    wenn konservatives Vorgehen ohne Erfolg bzw.
    wenn Infektzeichen hierunter zunehmen
  - Vorgehen:
    wenn Erhaltungsversuch des Shunts gerechtfertigt, kann eine Weichteilrevision versucht werden
    → Debridement, Abszessentlastung, Spülung, VAC-Anlage
    → lokal antiseptische Therapie
    → vorübergehend Dialyse über Vorhofkatheter und Ersatz des infizierten PTFE-Anteils mit autologem oder xenogenem Material
    Explantation der Prothese und Neuanlage unter Umgehung des Infektgebietes
    Shuntanlage kontralateral
    Aufgabe des Zugangs und Katheter- oder Peritonealdialyse

Hintergrunddienst nachts anrufen?
- Meist genügen die stationäre Aufnahme und Antibiotika-Gabe sowie Informationsweitergabe am Folgetag.
- Patient zur Visite nüchtern lassen, um OP durchführen zu können
- Bei Blutung, Perforation, Sepsis telefonische Kontaktaufnahme und Besprechung empfohlen

Tipps und Tricks
- Die Indikation zur Explantation eines infizierten PTFE-Shunts sollte großzügig gestellt werden
- Die konservative Therapie ist selten erfolgreich
- Patienten haben hohes Komplikationsrisiko, da sie multimorbide sind und das Immunsystem oft geschwächt ist
- Die Dosierung der Antibiose („Nierendosis") ist im Idealfall mit einem Nephrologen zu besprechen

Fortsetzung Fallbeispiel

Da der Patient offensichtlich einen Shuntinfekt hat und zusätzlich systemische Entzündungszeichen aufweist, ist von einer septischen Streuung auszugehen und die dringliche Indikation zur Explantation des Shunts gegeben. Die Operation sollte so bald als möglich erfolgen, das Ergebnis der Blutkulturen ist diesbezüglich nicht abzuwarten.

Teil VIII
Gefäßtraumata

Traumatische Aortenruptur 28

Die traumatische Aortenruptur (Abb. 28.1) ist zwar eine glücklicherweise sehr seltene, aber lebensbedrohliche Komplikation. Ihr geht fast ausnahmslos ein massives Trauma (Verkehrsunfall, Sturz aus großer Höhe) voraus.

Fallbeispiel
Eine 23-jährige Fußgängerin wird von einem Pkw erfasst und erleidet ein schweres Thoraxtrauma. Sie wird intubiert, beatmet und mäßig kreislaufstabil in Notarztbegleitung in den Schockraum gebracht. Es besteht der V. a. eine aktive Blutung und Verletzung eines größeren Gefäßes. Die Mutter, die vor Ort ist, berichtet von einer Schwangerschaft (4. Monat). Der Radiologe fragt, ob trotzdem eine CTA-Diagnostik erwünscht ist. Was antworten Sie?

Definition
- Andere Bezeichnung: **Aortentransektion**
- Wandschädigung der Aorta durch stumpfe Gewalt mit inkompletter oder kompletter Läsion
- Im Bereich des loco typico („Aortenisthmus")
- In englischsprachiger Literatur auch als „aortic transection" bezeichnet
  – Typ I: Intimaläsion
  – Typ II: Intima- und Medialäsion
  – Typ III: alle Wandschichten, aber gedeckte Ruptur
  – Typ IV: offene/freie Ruptur

Typischer Patient
- Jüngerer Patient nach Verkehrsunfall
  – typischerweise Fußgänger oder Motorradfahrer
  – Männer >> Frauen
  – Fast immer Hochrasanztraumata (= Dezelerationstrauma, also Abbremsen aus großer Geschwindigkeit heraus)

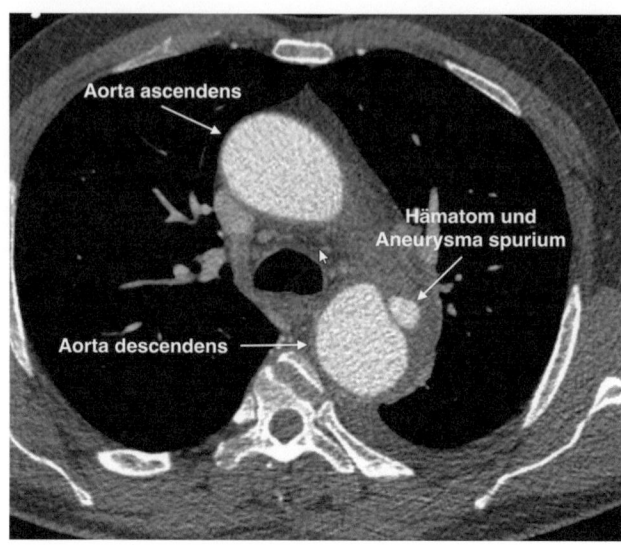

Abb. 28.1 CTA einer Aortenruptur Typ III bei hämodynamisch noch stabilem Patienten kurz vor der endovaskulären Versorgung

- Kollision von Radrennfahrern
- Sturz aus großer Höhe (Klettern)
- Skiunfall (Abfahrt)

Typische Situation im Dienst
- Angekündigt als Polytrauma/Thoraxtrauma
- Mit Notarzt über Schockraum
- Oft bereits intubiert/beatmet
- Häufig hämodynamisch wenig stabil/instabil
- Hohe Letalität am Unfallort (oft bei Typ III, fast immer bei Typ IV)

Diagnostik
- Klinische Untersuchung
  - mäßig beeinträchtigt und symptomarm bei Typ-I- und teilweise Typ-II-Läsion
  - schwer beeinträchtigt bei Typ-III- sowie bei progredienter Typ-II-Läsion
  - Patienten mit Typ-IV-Läsionen versterben (bis auf vereinzelte Ausnahmen) am Unfallort
  - Kontrolle Kreislaufparameter (Puls, RR, Schockindex)
  - Pulsstatus erheben
  - Hämatome thorakal und sternal
  - bei Hämatothorax:
    dumpfer Klopfschall
    auskultatorisch abgeschwächtes Atemgeräusch

28 Traumatische Aortenruptur

- Labor
  - Blutgasanalyse
  - Blutbild (Anämie)
  - Gerinnung
- Sonografie
  - transthorakales Herzecho
  - bei entsprechender Expertise und Kreislaufstabilität auch transösophageal möglich und vielfach sehr aussagekräftig
- CT im Schockraum als „Traumaspirale"
  - oft standardmäßig als erste Diagnostik im Schockraum, meist ohne Kontrastmittel
  - hier sieht man eine Unregelmäßigkeit der Aortenwand oder ein Mediastinalhämatom
  - Hämatothorax
  - ggf. retroperitoneale Blutung bei zusätzlicher Dissektion und Ausdehnung nach abdominell
- CT-Angiografie
  - mit Kontrastmittel („arterielle Phase") zur genaueren Diagnostik oft im Anschluss noch indiziert
- Diagnostische Pleura- oder Peritonealpunktion
  - seit flächendeckender CT-Diagnostik nur noch in Ausnahmefällen indiziert

Therapie
- Konservativ
  - Indikationen:
    bei intakter Gefäßwand ohne Blutung
    Aortenruptur Typ I (Intimaläsion) und Typ II (Mediaschädigung)
  - Vorgehen:
    intensivmedizinische Überwachung notwendig
    Monitorüberwachung
    Blutdruckeinstellung
    Schmerztherapie
    Laborkontrolle
    CTA-Kontrolle nach spätestens 24 h
- Interventionell (endovaskulär)
  - Indikationen:
    bei Typ II (mit Größenprogredienz) und
    Typ III (gedeckte Ruptur)
    bei Typ IV (offene Ruptur)
      →wird selten überlebt
      →Wenn Klinik halbwegs stabil erreicht wird, kann es sich um eine Ruptur bei ausgedehnten Verwachsungen des Weichteilgewebes (z. B. nach thora-

kalen Voroperationen, chronischen Entzündungsprozessen) oder eine Bestrahlungsfolge handeln.
- Vorgehen:
endovaskuläre Therapie mittels TEVAR („thoracic endovascular aortic repair") bevorzugt
operativ (offen)
- Indikationen:
Seit Einführung der aortalen Stentprothesen wird die offene Versorgung nur noch in absoluten Ausnahmesituationen durchgeführt (hohes Komplikationsrisiko).
Ggf. als Ultima ratio bei instabilem Patienten, auch im Schockraum möglich mit dem primären Ziel der Blutungskontrolle. Anschließend kann der Patient dann unter sterilen Bedingungen endgültig versorgt werden.
- Vorgehen:
Sterno- bzw. Thorakotomie
Clamping und Naht
Aorteninterponat
Hämatomentlastung mediastinal/thorakal
Drainageneinlage

Hintergrunddienst nachts anrufen?
- Ja, ggf. notfallmäßige Versorgung indiziert und Befundbesprechung zwingend notwendig

Tipps und Tricks
- Typ I kann konservativ weiterbehandelt werden, Typ IV erreicht selten lebend die Klinik
- Selbst vermeintlich „harmlose" Typ-I-Läsionen sind obligat intensivmedizinisch zu überwachen und engmaschig zu kontrollieren
- Auch bei schwangeren Frauen in Notfallsituation CTA durchführen, es handelt sich eine vitale Indikation, da Lebensgefahr für Mutter und ungeborenes Kind besteht
- Konservativ behandelte Typ-II-Läsionen entwickeln nicht selten Aneurysmata im Verlauf, daher sind CTA-Kontrollen notwendig
- Transektion und Dissektion nicht verwechseln:
  - Transektion (mit einem s geschrieben) bedeutet traumatische Ruptur,
  - Dissektion steht für Einriss der Intima/Media, traumatisch oder spontan.

Fortsetzung Fallbeispiel
Auch wenn eine Schwangerschaft vorliegt, muss zur weiteren Therapieplanung zwingend eine CT-Diagnostik erfolgen. Eine gesicherte Schwangerschaft ist in

diesem Fall keine Kontraindikation, es besteht akute Lebensgefahr für die Mutter und das ungeborene Kind. Eine MRA ist in dieser Notfallsituation kein geeignetes Diagnostikum, zudem ist ihre Aussagekraft hinsichtlich aortaler Verletzungen erheblich eingeschränkt.

Ruptur der A. carotis

29

Die traumatische Ruptur der A. carotis resultiert typischerweise aus einem massiven HWS-Traumata, meist im Sinne eines Hyperextensionstraumas. Auffällig ist der Zusammenhang mit aufspringenden Airbags, wodurch die Hyperextension vielfach provoziert werden kann.

Fallbeispiel
Was denken Sie: War bei dem Patienten aus Abb. 29.1 intraoperativ die Anlage eines Shunts notwendig?

Definition
- Einriss der A. carotis communis, interna oder externa durch stumpfe oder scharfe Gewalt

Typischer Patient
- Meist junge Männer nach Verkehrsunfall oder Hochrasanztrauma
- Nicht selten mit sprunghafter Auslösung eines Airbags assoziiert
- Verdrehtrauma/Hyperextension
- Teilweise auch iatrogen nach (frustranem) Versuch, einen zentralen Venenkatheter anzulegen oder
- Nach schwieriger Notfallintubation mit Hyperextensionstrauma der HWS

Typische Situation im Dienst
- Angekündigt über Rettungsleitstelle als Polytrauma mit Gefäßbeteiligung, ggf. auch Verdacht auf Schlaganfall
- Konsil von Intensivstation nach Reanimationsbehandlung und Intubationskomplikation

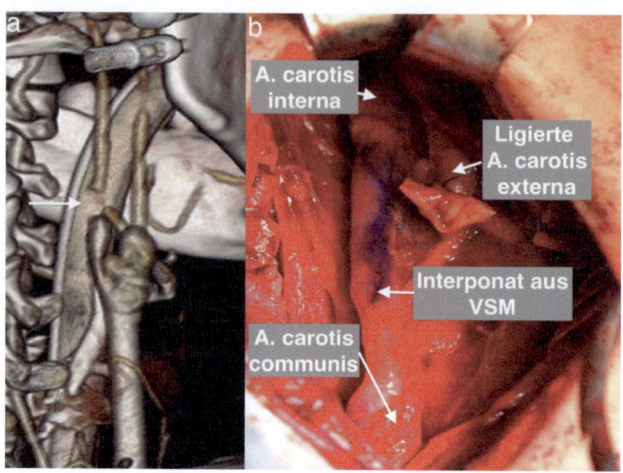

Abb. 29.1 a, b **a** MRA-Rekonstruktion eines traumatischen Abrisses der A. carotis interna (Pfeil) eines 28-Jährigen nach Airbag-Trauma. **b** Der Patient war neurologisch unauffällig aufgrund der guten Kollateralisation über die Gegenseite (Circulus arteriosus Willisii) und wurde operativ mittels Veneninterponat versorgt.

- Anruf von Anästhesisten während Narkoseeinleitung bei V.a. arterielle Fehllage eines Shaldonkatheters
- Selten Konsil aus Neurologie aufgrund eines Schlaganfalls und in weiterführender Diagnostik entdeckten Pseudoaneurysmas

Diagnostik
- Klinische Untersuchung
  - bereits großes Hämatom oder pulsierende Schwellung sichtbar
  - Zeichen einer zerebralen Ischämie möglich
  - teilweise auch schwirren auskultierbar, wenn AV-Fistel entstanden ist
  - Fistel bildet sich aber nur bei chronischem Prozess aus mit nachfolgender akuter Ruptur
- Sonografie
  - bestätigt den Befund meistens
- CT-Angiografie
  - zur Diagnosesicherung indiziert

Therapie
- Konservativ
  - Indikationen:
    wenn keine aktive Blutung nachweisbar
    bei intakter Gefäßwand
    keine Kompressionserscheinungen von Luft- und Speiseröhre

– Vorgehen:
Überwachung, am Monitor, ggf. auch intensivmedizinisch
Kontrolldiagnostik (CTA) zum Ausschluss einer Größenprogredienz
Eiskühlung
Schmerztherapie
ggf. Gerinnungsoptimierung
- Interventionell/endovaskulär
  – Indikationen:
  gedeckte Ruptur
  aktive Blutung
  Größenprogredienz
  – Vorgehen:
  beschichteter Stent („gecovert")
  Embolisation mit Coils (nur bei Seitenästen der Externa praktikabel)
- Offen-operativ
  – Indikationen:
  bei offener Ruptur
  bei aktiver Blutung
  Kompressionserscheinungen (Schluckstörungen, Atemnot)
  Fehllage eines Shaldonkatheters/ZVKs in der Arterie
  – Vorgehen:
  Übernähung
  Hämatomentlastung
  Entfernung des Katheters und Naht der Arterie, ggf. inkl. Patchplastik
  Anlage eines Interponats (autolog oder alloplastisch PTFE)

Hintergrunddienst nachts anrufen?
- Ja, notfallmäßige Versorgung indiziert

Tipps und Tricks
- Bei massiven Kompressionserscheinungen ist teilweise Hämatomentlastung vor Intubation notwendig, da die Trachea verlegt ist und der Tubus sich nicht vorschieben lässt
- Bei arterieller Fehllage eines Katheters und gedeckter Läsion ohne Blutung kann die OP in Ausnahmefällen am nächsten Morgen erfolgen. Aber dann sollte grundsätzlich bis zur Katheterentfernung (und ggf. auch darüber hinaus) eine therapeutische Antikoagulation durchgeführt werden, meist mit umfraktioniertem Heparin

Fortsetzung Fallbeispiel
Aufgrund der offensichtlich sehr guten Kollateralfunktion war der Patient klinisch unauffällig und die Einlage eines Shunts nicht notwendig. Während der erste Assistent die Vena saphena magna vom Oberschenkel entnommen und präpariert hat, hat der Operateur mit dem zweiten Assistenten die verletzte Carotis dargestellt sowie die proximal und distal anschlussfähige A. carotis communis bzw.

interna freigelegt. Die A. carotis externa wurde, um eine bessere Anatomie zu erhalten, ligiert. Das Veneninterponat konnte problemlos zunächst distal, dann proximal, jeweils angeschrägt End-zu-End, anastomosiert werden. Nach Kontrolle auf guten Rück- sowie kräftigen Zustrom sowie Ausschluss von vor- bzw. nachgeschalteten Thromben wurde die Anastomose freigegeben. Während der gesamten Operation waren die Potenziale des Neuromonitorrings unauffällig, sodass die Einlage eines Shunts nicht notwendig war. Der weitere postoperative Verlauf gestaltete sich unauffällig.

Gefäßtrauma mit in situ befindlichem Fremdkörper

30

Beim Gefäßtrauma mit in situ befindlichem Fremdkörper geht es meist um einen von extern gewollt oder ungewollt gewaltvoll eingebrachte Fremdkörper, vornehmlich Waffen und Werkzeuge. Aber auch ein iatrogen eingebrachtes Implantat kann zu einer gefäßchirurgischen Komplikation führen (Abb. 30.1).

Fallbeispiel
Eine 83-jährige Frau entwickelt nach Radiatio bei Larynx-Ca vor 2 Jahren und Z.n. Stent-PTA einer hochgradige asymptomatischen ACI-Stenose rechts vor 6 Jahren eine chronische Fistel zervikal. Der Stent ist sichtbar und hat anamnestisch häufiger zu Blutungskomplikationen geführt. Er ist in der aktuellen Bildgebung genau wie die ipsilaterale ACC und ACI langstreckig verschlossen. Die Patientin ist neurologisch unauffällig, der Stentverschluss schon älter und lief asymptomatisch ab. Was denken Sie, wie die Patientin behandelt wurde?

Definition
- Traumatische Gefäßverletzung aufgrund durchspießender Gegenstände, z. B. Pfeil, Messer oder Wurfgeschosse
- Arrosionsblutung bei iatrogen eingebrachten Implantaten

Typischer Patient
- Häufiger in Großstädten mit Hotspots wie Drogenszene etc., seltener in ländlichen Regionen
- Akzidentielle Verletzung beim Sport (Bogenschießen, Fechten) möglich
- Beruflich Exponierte können sich leicht verletzen, z. B. beim Sturz vom Gerüst auf scharfe Gegenstände oder Axtverletzungen bei Waldarbeitern.
- in der Freizeit nach gewaltvollen Auseinandersetzungen, beispielsweise bei Schlägereien oder größeren Sportveranstaltungen
- Sehr oft unter Einfluss von Alkohol und/oder Drogen
- Männer >> Frauen

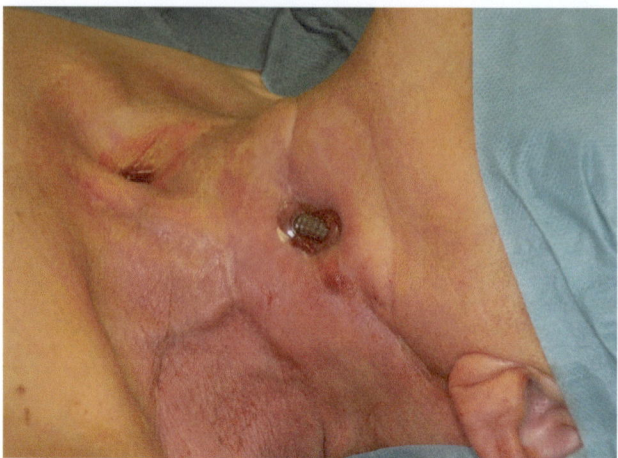

Abb. 30.1 Klinischer Befund eines freiliegenden Stents der A. carotis communis links

Typische Situation im Dienst
- Fast ausnahmslos über Notaufnahme/Schockraum
- Patienten kommen selten ohne Notarztbegleitung.
- Gegenstände sind regelhaft noch in situ, was vor aktiver Blutung/Verbluten schützt.

Diagnostik
- Klinische Untersuchung
  - Exploration des Fremdkörpers (nicht entfernen bei Unübersichtlichkeit)
  - Pulsstatus peripher überprüfen
- Labor
  - Blutbild, Gerinnung
- Sonografie
  - bei Fremdkörpern zervikal oder im Bereich der Extremitäten gute Beurteilbarkeit der Eintrittsstelle sowie der Strukturen um den Fremdkörper
  - bei tieferliegenden Strukturen bzw. ausgeprägter Weichteilschädigung mit Hämatom Aussagekraft stark eingeschränkt
- Röntgen
  - bei röntgendichten Gegenständen nähere Infos über Größe und Form
- CT-Angiografie
  - Diagnostikum der Wahl, um Eindringtiefe und mögliche Begleitverletzungen genau darstellen zu können

Therapie
- Ausnahmslos operativ
  - präoperative Vorbereitung
  - Stabilisierung des Patienten

- Antibiotikatherapie
- Gabe eines Schmerzmittels
- Gerinnungsoptimierung, ggf. Gabe von Bluttransfusionen/Faktorkonzentraten
- operative Entfernung im OP-Saal unter sterilen Kautelen
- vorsichtig entlang des Gegenstandes in die Tiefe präparieren
- verletzte Gefäße ober- und unterhalb darstellen und möglichst ausklemmen
- dann den Gegenstand langsam entfernen
- je nach Ausmaß der Verletzung Rekonstruktion mittels Patch oder Bypass/Interponat notwendig
- bevorzugt autologes (Vene) oder xenogenes (Rinderperikard) Material verwenden
- Fasziotomie bei Einblutung/großem Weichteilhämatom und stattgehabter Ischämie unbedingt durchführen
- Wunde bei Kontamination (häufig) nicht primär verschließen, sondern subkutane Vakuumversiegelung aufbringen

Hintergrunddienst nachts anrufen?
- Ja, Fremdkörper muss zügig entfernt werden

Tipps und Tricks
- Auch wenn es sehr erschreckend aussieht: Den Gegenstand niemals einfach so entfernen
- Ausreichend Blutkonserven für OP bereitstellen
- OP-Gebiet immer großflächig steril abwaschen und abdecken, inkl. Bein für Entnahme der Vena saphena magna entsprechend vorbereiten
- Antibiose frühzeitig anordnen

Fortsetzung Fallbeispiel
Die Wunde wurde in Narkose unter sterilen Bedingungen im OP-Saal etwas eröffnet, exploriert und der Stent komplikationslos und ohne Rekonstruktion entfernt.

Abriss der A. axillaris   31

Häufigster Unfallmechanismus der traumatischen Läsion der A. axillaris ist die traumatische Schulterluxation (Abb. 31.1) oder Oberarmluxationsfraktur. Die Patienten werden daher fast ausnahmslos unfallchirurgisch erstbehandelt und dann konsiliarisch vorgestellt.

Fallbeispiel
Bei einem 53-jährigen Patienten kam es vor 3 Tagen im Rahmen eines Motorradunfalls zu einer proximalen Humerusfraktur rechts, die nach Reposition in der Notaufnahme zunächst konservativ behandelt wurde. Im weiteren Verlauf klagte der Patient allerdings über ein zunehmendes Kältegefühl in der rechten Hand, woraufhin in der CT-Angiografie ein ca. 4 cm langer Verschluss der A. axillaris auf Höhe der Frakturzone zur Darstellung kam. Die A. brachialis füllte sich über kräftige Kollateralen. Was empfehlen Sie?

Definition
- Durch ein Trauma verursachte komplette Durchtrennung und Kontinuitätsunterbrechung der A. axillaris

Typischer Patient
- Patient mit traumatischer Verletzung des Schultergelenks bzw. Oberarms
  - Schultergelenkluxation bzw.
  - Schultergelenkluxationsfraktur
  - Oberarmkopffraktur

Typische Situation im Dienst
- Fast ausnahmslos Vorstellung über die Notaufnahme/Schockraum
- Meist Kontaktaufnahme durch erstbehandelnde Fachrichtung (Unfallchirurgie)
- Teilweise auch Anruf aus dem OP während Versorgung einer Oberarmfraktur und auffälligem Pulsdefizit

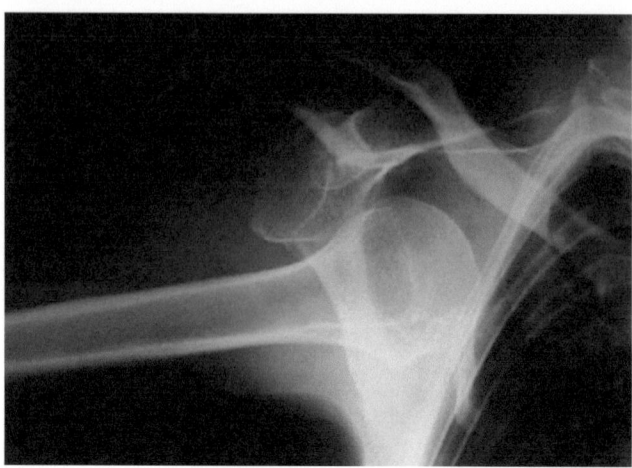

Abb. 31.1 Röntgenaufnahme eines Patienten mit einer Schultergelenksluxation und Verdacht auf eine Gefäßläsion

- Seltener im postoperativen Verlauf (nach unfallchirurgischer Erstversorgung) Konsilanfrage aufgrund einer Auffälligkeit der ipsilateralen Hand (Kältegefühl, Sensibilitätseinschränkung)

Diagnostik
- Klinische Untersuchung
  - Blutung
  - Hämatom
  - Fehlstellung Schultergelenk/Oberarm
  - kühle Hand
  - eingeschränkte Sensomotorik
  - Pulse am Handgelenk und in der Ellenbeuge nicht tastbar
- Dopplersonografie
  - der Handgelenkspulse mit Stiftsonde
  - schwellungsbedingt kann es sein, dass Handgelenkspulse nicht tast-, aber mit Stiftsonde darstellbar sind
- Sonografie
  - arterielle Flusssignale nicht darstellbar oder monophasisch
  - Hämatom im Schulterbereich und am Oberarm sichtbar
  - teilweise (selten) sichtbare aktive Blutung
- CT-Angiografie
  - zur Diagnosesicherung oft empfehlenswert, um Ausdehnung nach zentral ggf. darstellen zu können

Therapie
- Konservativ
  - Indikationen:
    selten möglich
    nur bei äußerst guter Kollateralisation und Ausschluss einer Blutung
  - Vorgehen:
    Kompression
    Schmerztherapie
- Interventionell
  - Indikationen:
    bei inkompletter Gefäßdurchtrennung
    als Bridging im Notfall
  - Vorgehen:
    Einsatz eines beschichteten (= gecoverten) Stents
- Operativ
  - Indikationen:
    Blutung
    Kompressionserscheinungen
    Schmerzen
    Ischämie
  - Vorgehen:
    Resektion der Gefäßenden
    Anlage eines Interponats
    →grundsätzlich autolog
    →nur in Ausnahmefällen alloplastisch,
    wenn kein Venenmaterial vorhanden,
    hat aber schlechte Offenheitsraten und
    hohes Infektrisiko
    Exploration V. axillaris
    →muss nicht zwingend rekonstruiert werden
    →bei Einriss Naht, sonst venöse Blutung nach erfolgreicher arterieller Rekonstruktion,
    dies gefährdet Rekonstruktionsergebnis!
    Exploration Plexus axillaris
    →selten verletzt bzw. komplett durchtrennt
    →Rekonstruktion durch Nervennaht
    Fasziotomie am Unterarm
    →im Zweifel durchführen

Hintergrunddienst nachts anrufen?
- Ja, fast ausnahmslos OP-Indikation

Tipps und Tricks
- Selten kritische Ischämie (gute Kollateralisation)
- Bei kompletter Kontinuitätsverletzung meist keine aktive Blutung, da sich die Gefäßenden „einrollen und einstülpen"
- Bei Exploration Puls proximal suchen und Gefäß hier ausklemmen, danach Abrissstelle aufsuchen
- Oberschenkel immer steril abdecken, um V. saphena magna freipräparieren zu können (diese ist nahezu immer geeignet)
- Im Zweifel sehr großzügig eine Fasziotomie durchführen, da Reperfusionssyndrom im Anschluss oft schwierig zu diagnostizieren ist und zeitverzögert bemerkt und behandelt wird.
- Fällt zeitlich oft in die Nacht oder das Wochenende
- Erhebliches Risiko eines Verschlusses der Rekonstruktion wegen externer Kompression sowie hohen peripheren Widerstands
- Hohe Amputationsgefahr

Fortsetzung Fallbeispiel
In diesem Fall ist die interdisziplinäre Besprechung des Befundes sowie des weiteren Prozedere vordergründig. Prinzipiell wäre die Angiografie in Interventionsbereitschaft möglich. Ggf. handelt es sich „nur" um eine lokale Thrombose bei isolierter Dissektion und eine interventionelle Thrombektomie inkl. perkutaner transluminaler Angioplastie (PTA) ist erfolgreich durchführbar. Falls aus unfallchirurgischer Sicht allerdings ein operativer Eingriff mittels Osteosynthese geplant ist, wäre simultan die gefäßchirurgische Rekonstruktion zu empfehlen. Aufgrund des kompensierten Durchblutungsbefundes könnte zunächst die Osteosynthese, anschließend der gefäßchirurgische Eingriff erfolgen. Bei umgekehrter Reihenfolge bestünde stets das Risiko, dass durch Repositionmaßnahmen die frische Gefäßrekonstruktion gefährdet wird. Anders verhält es sich im Stadium der kritischen Ischämie. Hier sollte ohne größeren Zeitverlust die arterielle Rekonstruktion erfolgen und der unfallchirurgische Eingriff im Anschluss durchgeführt werden.

32 Abriss der A. brachialis

Auch der Abriss der A. brachialis entsteht am häufigsten posttraumatisch, typischerweise nach Ellenbogenluxation oder -luxationsfrakturen. Es liegt meistens eine dringliche OP-Indikation vor, die interdisziplinär organisiert werden muss. Ein Oberschenkel sollte steril abgedeckt werden, um ggf. die Vene entnehmen und als Transplantat verwenden zu können (Abb. 32.1).

Fallbeispiel
Ein 68-jähriger, stark alkoholisierter Patient ist zu Hause auf der Treppe gestürzt und hat sich dabei eine stark dislozierte Humerusschaftfraktur zugezogen. Den Kollegen aus der Unfallchirurgie fällt eine kalte Hand auf, in der bereits durchgeführten CT-Angiografie zeigt sich ein Abbruch der A. brachialis auf Höhe der Fraktur. Geplant ist die operative Versorgung durch eine Plattenosteosynthese, alternativ Reposition und Ruhigstellung mittels Fixateur externe bis zur endgültigen Versorgung. Sie werden gebeten, die Gefäßexploration und ggf. notwendige Rekonstruktion durchzuführen, und gefragt, wann Sie dazukommen wollen. Was antworten Sie?

Definition
- Durch ein Trauma verursachte komplette Durchtrennung und Kontinuitätsunterbrechung der A. brachialis

Typischer Patient
- Unfallopfer nach Ellenbogenluxation oder -luxationsfraktur
- Teilweise auch stattgehabte scharfe Gewaltanwendung (z. B. Stich-/Schnittverletzung)
- Seltene, aber typische Gefäßläsion bei Kindern mit suprakondylärer Humerusfraktur

Abb. 32.1 Intraoperative Angiografie nach Rekonstruktion der abgerissenen A. brachialis mit einem Veneninterponat

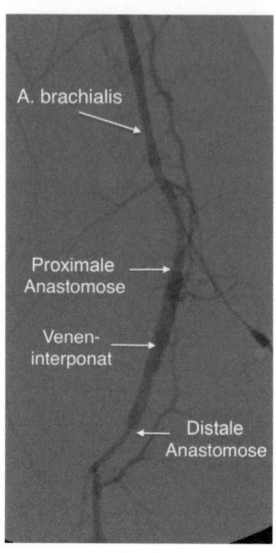

Typische Situation im Dienst
- Vorstellung über die Notaufnahme/Schockraum
- Kontaktaufnahme durch erstbehandelnde Fachrichtung (Unfallchirurgie, Kinderchirurgie)
- Teilweise Anruf aus dem OP während Versorgung einer Ellenbogenfraktur und auffälligem Pulsdefizit
- Wegen guter Kollateralisation der A. brachialis oft auch erst im postoperativen Verlauf auffällig
- Nach unfallchirurgischer Erstversorgung Konsilanfrage aufgrund einer Auffälligkeit der ipsilateralen Hand im Sinne von Kältegefühl oder Sensibilitätseinschränkung
- Nicht selten aber auf Nervenläsion zurückzuführen

Diagnostik
- Klinische Untersuchung
  - Blutung
  - Hämatom
  - kühle Hand
  - eingeschränkte Sensomotorik
  - Pulse am Handgelenk nicht tastbar
- Dopplersonografie
  - der Handgelenkspulse mit Stiftsonde
  - Schwellungsbedingt kann es sein, dass Handgelenkspulse nicht tast-, aber mit Stiftsonde darstellbar sind.
- Sonografie
  - arterielle Flusssignale

- Hämatom
- sichtbare aktive Blutung
- CT-Angiografie
  - nur in Ausnahmefällen indiziert

Therapie
- Konservativ
  - Indikationen:
    selten möglich
    bei lokaler Dissektion ohne Kontinuitätsunterbrechung
  - Vorgehen:
    Heparinperfusor oder NMH therapeutisch
    Schmerztherapie
- Interventionell
  - Indikationen:
    bei kurzstreckiger Dissektion mit intraluminaler Thrombosierung
    bei aktiver Blutung und Inoperabilität
  - Vorgehen:
    Aspiration
    Lyse
    beschichteter Stent (meist als Bridging vor operativer Versorgung)
- Operativ
  - Indikationen:
    aktive spritzende Blutung
    akute Ischämie Rutherford IIb
    Kompartmentsyndrom
  - Vorgehen:
    Therapie der Wahl
    Exploration der Arterie
    Thrombektomie, Naht bzw. Rekonstruktion (Interponat aus Vena saphena magna)
    Fasziotomie, ggf. mit VAC-Verband

Hintergrunddienst nachts anrufen?
- Ja, meist OP-Indikation

Tipps und Tricks
- Operatives Vorgehen sollte bevorzugt werden
- Die Einblutung auch bei komplettem Kontinuitätsverlust ist meist nur geringgradig, da sich die Gefäßenden einrollen
- Vor Fertigstellung der Naht und Freigabe des Blutsturms immer kontrollieren, ob ein guter peripherer Rückstrom vorliegt, um eine stattgehabte Embolisation auszuschließen und ggf. noch eine notwendige Thrombektomie durchzuführen
- Oberschenkel steril abwaschen und abdecken, um V. saphena magna entnehmen zu können

- Während bzw. nach erfolgreicher Lysebehandlung kann sich herausstellen, dass doch eine Läsion der Gefäßwand vorlag und diese durch den Thrombus maskiert worden ist. Daher ist das Blutungsrisiko im Anschluss sehr hoch
- Engmaschige Überwachung ist unerlässlich!
- Fasziotomie rechtzeitig indizieren

Fortsetzung Fallbeispiel
Sie bitten um den schnellstmöglichen unfallchirurgischen Eingriff mittels Reposition und Anlage eines Fixateur externe, damit ohne größere Zeitverzögerung (möglichst simultan) die Exploration der Gefäße vorgenommen werden kann. Außerdem bitten Sie um Auslagerung des Armes auf einem „Armtisch" und steriles Abdecken eines Beines, um ggf. die Vena saphena magna entnehmen zu können. Am besten ist es, wenn Sie beim Lagern bereits mit im Saal sind und den diensthabenden Oberarzt rechtzeitig informieren.

Abriss der A. poplitea

33

Der Abriss der A. poplitea stellt eine typische Komplikation nach schwerem Kniegelenkstrauma dar (Abb. 33.1), ist aufgrund der guten Kollateralisation allerdings initial meist gut kompensiert und asymptomatisch. Daher fällt nicht selten erst während der unfallchirurgischen Versorgung ein Pulsdefizit der A. poplitea auf.

Fallbeispiel
Sie bekommen den Anruf aus dem unfallchirurgischen OP-Saal, wo gerade ein Patient mit einer komplexen Kniegelenksverletzung nach Luxation versorgt wird. Es zeigt sich eine massive Blutung in der Kniekehle, und sie werden gebeten, sich dies anzusehen. Bei der Exploration sehen Sie eine sickernde Blutung in der Kniekehle. Der Patient befindet sich in Bauchlage. Was tun Sie, um den Verdacht auf eine Verletzung der Arteria poplitea zu erhärten bzw. zu widerlegen?

Definition
- Traumatische Verletzung und Kontinuitätsunterbrechung der A. poplitea

Typischer Patient
- Unfallchirurgischer Patient mit Kniegelenksluxation/-luxationsfraktur (stumpfe Verletzung)
- Häufiger Männer, Verhältnis m:w = 9:1
- Seltener auch scharfe Popliteadurchtrennung (Messerstich)
- Bei Kindern auch gelegentlich Scherbenverletzung nach Sturzereignis

Typische Situation im Dienst
- Kontaktaufnahme aus Unfallchirurgie wegen „kaltem Bein" nach Knietrauma
- Teilweise auch Anruf aus OP, weil sich hier das Gefäß nicht darstellen lässt oder es unkontrolliert blutet

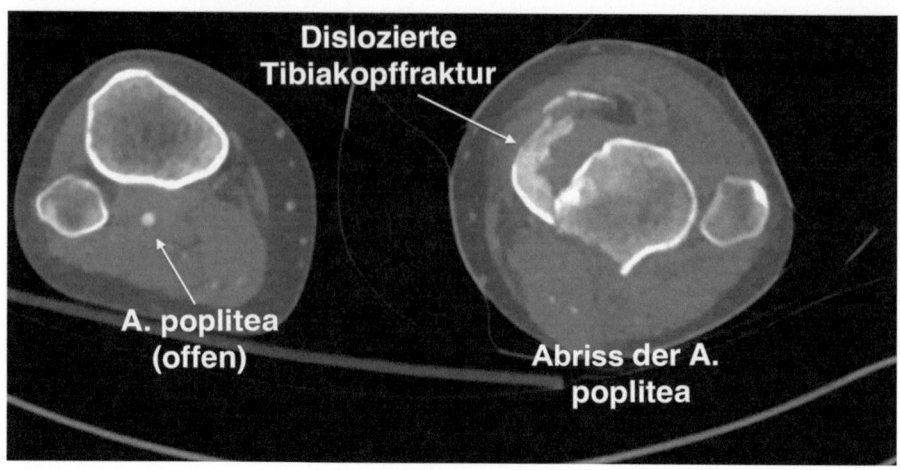

Abb. 33.1 CTA eines Patienten nach Kniegelenksluxation mit dislozierter Tibiafraktur und Abriss der A. poplitea

Diagnostik
- Inspektion
  - Hämatom, Schwellung
  - livide Verfärbung Fuß/Zehen
- Untersuchung
  - Pulsstatus ist immens wichtig
  - Sensibilitätsstörungen können auch auf Läsion N. tibialis zurückzuführen sein
  - Temperaturdifferenz im Seitenvergleich kann Hinweis sein, ist aber keineswegs beweisend
    kann auch auf eine Verletzung der Kleidung, mangelnde Körperbedeckung und längeres Liegen im Freien zurückzuführen sein
- Sonografie
  - schwierig, da oft großes Hämatom
  - dopplersonografische Darstellung der Fußpulse kann sehr hilfreich sein, insbesondere im OP
- CT-Angiografie
  - Diagnostikum der Wahl
- Angiografie (DSA)
  - als initiale Diagnostik nicht indiziert
  - nur wenn CT nicht verfügbar oder
  - wenn notfallmäßige Intervention geplant ist
    Angiografie in Interventionsbereitschaft

Therapie
- Konservativ
  - Indikationen:
  Bei kurzstreckiger Dissektion ohne Verschluss kann ein konservativer Therapieversuch unternommen werden.
  Eine Gefäßwandläsion mit aktiver Blutung muss allerdings ausgeschlossen werden.
  - Vorgehen:
  Heparingabe über Perfusor
  ggf. milde Wickelung des Armes
  Kühlung, Hochlagerung, Schonung
  Schmerztherapie
- Interventionell
  - Indikationen:
  partieller Einriss
  Dissektion mit Verschluss
  - Vorgehen:
  Lyse
  Aspiration
  Implantation eines beschichteten Stents
  Interventionelles Verfahren ist bei dieser Lokalisation (Bewegungssegment) selten erfolgsvorsprechend, kann aber als Bridging zur Blutungskontrolle verwendet werden.
- Operativ
  - Indikationen:
  komplette Durchtrennung
  aktive Blutung
  kritische Ischämie
  Kompartmentsyndrom
  - Vorgehen:
  Naht
  Rekonstruktion durch End-zu-End-Anastomosierung
  Patchplastik
  Interponat bei längerem Defekt (im Idealfall mit einem bovinen Patch oder autolog mit Vene)
  Hämatomentlastung
  Kompartmentspaltung

Hintergrunddienst nachts anrufen?
- Ja, meist OP-Indikation

Tipps und Tricks
- Wenn Patient tastbare Fußpulse hat, ist ein Popliteaabriss praktisch ausgeschlossen (aber Vorsicht: manchmal tastet man auch den eigenen Puls)
- Die dopplersonografische Darstellung der Fußpulse als Ausschlussverfahren (besonders im OP unter sterilen Kautelen) ist sehr hilfreich, aber weniger zur Diagnosesicherung geeignet
- Ein fehlendes Signal kann auch auf einen Mangel an Ultraschallgel oder Gerätedefekt zurückzuführen sein
- Kein falscher „Kosmetikanspruch": Fasziotomie (auch prophylaktisch) kann das Bein retten
- DSA in Interventionsbereitschaft nur nach vorheriger CTA zur ggf. möglichen Durchführung einer perkutanen transluminalen Angioplastie (PTA)/Lyse

Fortsetzung Fallbeispiel
Sie bitten die Pflegekraft (Springer im Saal), eine Dopplerstiftsonde zu organisieren und diese steril beziehen zu lassen. Hiermit können Sie versuchen, am Fuß arterielle Signale abzuleiten. Wenn dies sicher gelingt, wäre die Übernähung der Blutungsquelle zu empfehlen. Wenn eine Darstellung von Fußpulsen allerdings nicht gelingt und die Arterie im Situs nicht auffindbar ist, wäre die Angiografie eine hilfreiche Diagnostik. Hierzu müsste der Patient in Rückenlage gebracht werden und die Angiografie über die Leiste erfolgen. Wenn es sich wirklich um einen Abriss der A. poplitea handelt und dieser über den dorsalen Zugang nicht darstellbar ist, muss die Rekonstruktionen in aller Regel sowieso über einen supra- und infragenualen Zugang in Rückenlage erfolgen.

Teil IX
Supraaortale arterielle Erkrankungen

Symptomatische Karotisstenose

34

Die symptomatische Karotisstenose (Abb. 34.1) ist ein häufiger Grund für die Kontaktaufnahme der Stroke Unit mit der Gefäßchirurgie im Dienst, aber selten besteht eine notfallmäßige OP-Indikation.

Fallbeispiel
Ein niedergelassener Allgemeinarzt weist „notfallmäßig" eine 63-jährige Patientin mit der Verdachtsdiagnose einer symptomatischen Karotisstenose zur OP ein. Die Patientin berichtet Ihnen, dass sie seit einigen Wochen immer wieder Schwindelgefühle hat, insbesondere, wenn sie sich aus sitzender in die stehende Position begibt. Eine spezifische Ausfallsymptomatik im Sinne einer Armschwäche oder einseitiger Sehstörungen wird von ihr verneint. Einen Schlaganfall hatte sie bisher noch nicht, allerdings vor 3 Jahren einen Herzinfarkt, der mit einem Stent versorgt wurde. Sonografisch zeigt sich eine ca. 50 %-ige Stenose der A. carotis interna (ACI) rechts abgangsnah, links zeigen sich unauffällige und stenosefreie Verhältnisse. Was schlagen Sie vor?

Definition
- Stenose der ACI, selten der A. carotis communis (ACC), die eine zerebrale Ischämiesymptomatik verursacht

Typischer Patient
- Älterer Patient > 60 Jahre, selten jünger
- Kardiovaskuläres Risikoprofil
- Oft bereits bekannte Karotisstenose, bisher ohne Symptome und (im Idealfall) in regelmäßiger Kontrolle

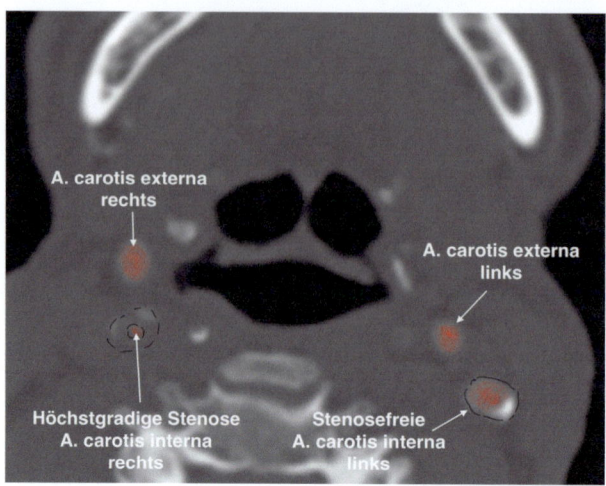

Abb. 34.1 CTA einer höchstgradigen symptomatischen Stenose der A. carotis interna rechts bei weichem (in der CTA dunkel dargestellt) Plaque. Ein harter Plaque ist hell bzw. weiß

Typische Situation im Dienst
- Patienten werden oft konsiliarisch aus der Neurologie mit der Frage einer OP-Indikation vorgestellt
- Teilweise auch Vorstellung in Sprechstunde vom Haus-/Facharzt

Diagnostik
- Anamnese
  - bekannte Karotisstenose?
  - Z. n. OP oder Stent?
- Klinische Untersuchung
  - Zeichen einer symptomatischen Karotisstenose
    periphere Hemisymptomatik kontralateral
    →meist armbetont (Kaffeetasse fällt aus Hand)
    kurzzeitige Sehstörungen=Amarosis fugax ipsilateral
    Sprach- und Wortfindungsstörungen
    →von Angehörigen berichtet
      →Das Sprachzentrum befindet sich in der dominanten Hemisphäre, d. h., beim Rechtshänder links und beim Linkshänder rechts.
      →Eine hochgradige ACI-Stenose links mit Sprachstörungen ist beim Rechtshänder als eine symptomatische ACI-Stenose einzustufen, beim Linkshänder hingegen als asymptomatische.
- Sonografie
  - Stenose?
  - harte oder weiche Plaques?
  - Stenosegrad?

34 Symptomatische Karotisstenose

- Verschluss?
- CT-Angiografie
  - Darstellung der Stenose
  - Charakterisierung des Verschlusses (weicher oder harter Plaque)
  - Darstellung des Abstroms nach zentral
  - intrakranielle Darstellung
- MRA
  - als Alternative zur CTA
  - bei KM-Allergie oder
  - jungen Frauen im gebärfähigen Alter
  - Nachteile:
    dauert länger
    schlechtere Beurteilung der Gefäßwand und des Plaques
    Stenosen werden oft „überbewertet"

Therapie
- Konservativ
  - Indikationen:
    bei geringgradiger Stenose < 50 %
    wenn invalidisierender Apoplex (ab Rankin 3)
  - Vorgehen:
    BMT
    →Antihypertensiva
    →Thrombozytenaggregationshemmung
    →Statine
    zunächst Reha anstreben und im Intervall Reevaluation über die Sprechstunde
- Interventionell
  - Indikationen:
    ≥50 %ige symptomatische Stenose
    akuter längerstreckiger Verschluss
    Stenosen im Bereich der Schädelbasis bzw. intrakraniell
  - Vorgehen:
    Stent-PTA alternativ zur chirurgischen Rekonstruktion möglich
    Lyse und ggf. Intervention bei frischem Verschluss, der bis nach intrakraniell reicht
    neuroradiologische Intervention intrakraniell
- Operativ
  - Indikationen:
    ≥50 %ige symptomatische Stenose
    längerstreckiger weicher Plaque
    Crescendo-TIA (rezidivierende TIAs mit progredienter Symptomatik)
    →Notfall-Indikation!

- Vorgehen:
Thrombendarteriektomie (TEA) mit Patchplastik
Eversionsendarteriektomie (EEA)
mit Neuromonitoring

Hintergrunddienst nachts anrufen?
- Im Zweifel bei Karotisnotfällen immer anrufen
- Zwingend bei Verschlechterung der Symptomatik oder akutem Verschluss zur Besprechung des weiteren Prozedere

Tipps und Tricks
- Bei symptomatischer Stenose mit Indikation zur Intervention oder OP sollte dies so schnell als möglich innerhalb von 14 Tagen erfolgen
- Versuchen Sie, zwei Bildgebungen durchzuführen (meist Sonografie und CTA)
- Gelassen bleiben, eine Notfallindikation ist extrem selten und geht bei Aktionismus mit erhöhtem Komplikationsrisiko einher
    - Es gibt zwei Notfallindikationen:
    akuter thrombotischer Verschluss der Karotisgabel
    Crescendo-TIA (TIAs in kurzen Abständen mit zunehmender Ausfallssymptomatik)
- Den Patienten immer klinisch untersuchen und sich ein Bild machen. Wenn der Zustand extrem schlecht ist, OP-Indikation kritisch stellen und erst Reha durchführen lassen
- Wenn Symptome vor mehr als 6 Monaten aufgetreten sind, dann ist Stenose definitionsgemäß asymptomatisch
- Schwindel ist kein typisches Zeichen!!
- Bei Z. n. Vor-OP oder Bestrahlung bevorzugen viele die Stent-PTA, prinzipiell ist die OP aber auch möglich

Fortsetzung Fallbeispiel
Da bei der Patientin keine spezifische neurologische Ausfallsymptomatik vorliegt, welche für eine Mediaischämie sprechen würde (Schwindel ist keine typische Symptomatik), handelt es sich definitionsgemäß um eine asymptomatische mittelgradige Abgangsstenose der ACI rechts. Diesbezüglich besteht keine OP-Indikation. Eine sonografische Kontrolle in 3–6 Monaten sowie „Best Medical Treatment" sind zu empfehlen. Des Weiteren wäre die Vorstellung in der Kardiologie und ggf. Neurologie indiziert, um die Schwindelsymptomatik weiter abklären zu können. Beides kann allerdings auch ambulant erfolgen, eine stationäre Aufnahme ist bei unauffälligen Vitalparametern nicht indiziert.

Akuter Karotisverschluss

35

Der akute symptomatische Verschluss der A. carotis interna (Abb. 35.1) stellt neben der symptomatischen Karotisstenose mit Crescendo-TIA eine Notfallindikation für die invasive Revaskularisation mittels Stent-PTA oder OP dar.

Fallbeispiel
Der diensthabende Neurologe von der Stroke Unit kontaktiert Sie und bittet um die Beurteilung eines 67-jährigen Patienten, der aufgrund einer hochgradigen 90 %-igen symptomatischen ACI-Stenose rechts stationär aufgenommen wurde. Er zeigt nun eine fluktuierende Ausfallssymptomatik mit ipsilateralen Sehstörungen im Sinne einer Amaurosis fugax. Die Ausfallserscheinungen sind progredient und die Zeitabstände werden immer kürzer. Zudem zeigt sich aktuell in der Sonografie ein akuter Verschluss der vorher beschriebenen hochgradigen Stenose. Warten Sie bis zum nächsten Tag oder kontaktieren Sie Ihren Hintergrunddienst?

Definition
- Akuter Verschluss der Halsschlagadern
- Meist ab der Karotisbifurkation lokalisiert und sich teilweise bis nach intrazerebral ausdehnend

Typischer Patient
- Typischer „Gefäßpatient" mit kardiovaskulärem Risikoprofil und bekannter Arteriosklerose
- Aber auch bei gefäßgesunden Patienten kann ein akuter (dann meist embolischer) Verschluss der Carotiden auftreten.
- Letztlich kann es auch zu einem traumatischen Verschluss kommen, hier dann durch eine Dissektion oder eine stumpfe (Hyperextensionstrauma) bzw. scharfe (Stich-, Stich-, Schussverletzung) Läsion.

Abb. 35.1 CTA (sagittale Schicht) zeigt einen akuten Karotisverschluss

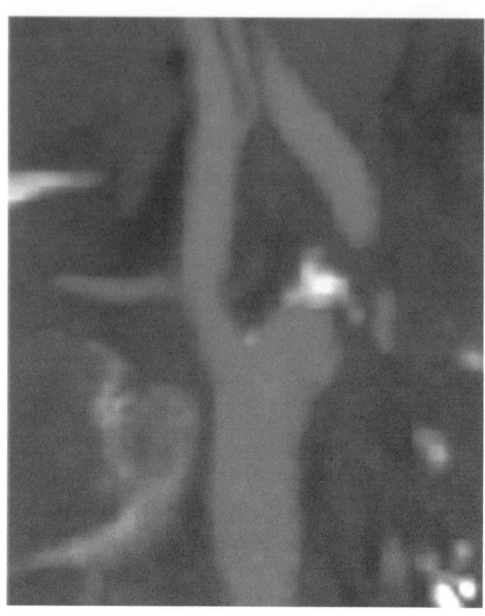

Typische Situation im Dienst
- Selten wird der Patient direkt in der Gefäßchirurgie vorgestellt.
- Meistens konsiliarische Vorstellung aus der Stroke Unit, wo Patient zuerst aufgenommen wurde
- Aber auch teilweise aus der Kardiologie bei Patienten mit Rhythmusstörungen und Embolien
- Selten auch aus der eigenen Abteilung, z. B. Patienten mit stattgehabter Extremitätenischämie durch eine Embolie, die dann zweizeitig eine Embolie „nach oben" in das Stromgebiet der A. carotis erleiden

Diagnostik
- Klinische Untersuchung
  - Zeichen einer stattgehabten TIA oder
  - Ausmaß der zerebralen Schädigung mittels Rankin-Skala 0–6
    0: keine Symptome
    1: nicht relevant
    2: selbstständig ohne Hilfsmittel
    3: selbstständig mit Hilfsmitteln
    4: geh- und stehunfähig
    5: bettlägerig, inkontinent
    6: Tod

35 Akuter Karotisverschluss

- Sonografie
  - erste und häufig bereits zur Diagnose führende Diagnostik
- CT-Angiografie
  - zur Diagnosesicherung und Therapieplanung
  - Plaquemorphologie und Gefäßwand gut beurteilbar
- MRA
  - alternativ auch möglich
  - hier aber Gefäßwand und Beschaffenheit des Verschlusses oft nur unzureichend beurteilbar
- CCT oder MRT Schädel
  - sollten zwingend erfolgen, um zerebrale Situation zu veranschaulichen und einen Ausgangsbefund zu haben
  - fulminanter Infarkt mit Mittellinienverschiebung oft Kontraindikation für weitere invasive Maßnahmen

Therapie
- Konservativ
  - Indikationen:
  wenn sich vermeintlich akuter Verschluss in CTA alt präsentiert (verkalkt)
  bei invalidisierendem Infarkt (Rankin 5)
  →palliative Behandlung
  bei großem Infarkt
  →Einblutungsrisiko
  - Vorgehen:
  Heparinperfusor
  Schmerztherapie
  ggf. Reha und anschließend Reevaluation
- Interventionell
  - Indikationen:
  mittlerweile Mehrzahl der akuten thrombotischen Verschlüsse
  Ausschluss Kontraindikationen:
  →Blutung
  →zerebrales Malignom/Metastasen
  →größere viszeral-, unfallchirurgische oder Carotis-OP innerhalb der letzten 14 Tage
  - Vorgehen:
  lokale oder systemische Lysetherapie
  Stent-PTA
  wenn sich Stenosen demaskieren
- Operativ
  - Indikationen:
  akuter Verschluss der ACI im Abgangsbereich bei zugrunde liegender hochgradiger Stenose

Kontraindikationen für Lyse
- Vorgehen:
Thrombendarteriektomie (TEA) mit Patchplastik
→teilweise muss der Abstrom noch thrombektomiert werden

Hintergrunddienst nachts anrufen?
- Kontaktaufnahme fast ausnahmslos empfohlen

Tipps und Tricks
- CTA als Diagnostikum der Wahl:
  - Teilweise ist ein vermeintlich akuter Karotisverschluss schon alt und dann operativ nicht rekanalisierbar
  - In der CTA kann man frische und alte Verschlüsse gut voneinander unterscheiden
  - In der MRA funktioniert dies weniger gut
- Vorsicht bei klinischer Verschlechterung nach OP/Lyse, diese kann durch Reperfusion eines großen Infarktareals verursacht sein
- Eine hypertensive Entgleisung postoperativ/-interventionell kann durch zerebrale Einblutungen tödlich verlaufen und sollte unbedingt vermieden werden
- Ein Karotisverschluss kann oft auch asymptomatisch bei vorbestehender Stenose ablaufen. Diese Patienten werden allerdings nicht notfallmäßig vorstellig, sodass die Diagnose des Karotisverschlusses erst im Rahmen von duplexsonografischen Verlaufskontrollen gestellt wird

Fortsetzung Fallbeispiel
Grundsätzlich empfiehlt es sich, bei Komplikationen und Problemen im Karotisstromgebiet den Hintergrunddienst sehr großzügig zu kontaktieren. Insbesondere im Falle einer Crescendo-TIA, wie hier geschildert, oder beim akuten Karotisverschluss (und erst recht bei beidem) ist die notfallmäßige operative Versorgung indiziert und somit die Kontaktaufnahme zwingend erforderlich. Es sollte keinesfalls bis zum nächsten Tag gewartet werden.

Akute Karotisdissektion

36

Bei der akuten Karotisdissektion handelt es sich um eine konservativ behandelbare Gefäßerkrankung, welche meist bei vorbestehender Atherosklerose spontan oder durch eine hypertensive Krise entsteht. Aber auch ein HWS-Trauma kann ursächlich für eine Dissektion der zervikalen Gefäße sein. Bei einer Aortendissektion empfiehlt es sich, standardmäßig auch die Carotiden zu begutachten.

Fallbeispiel
Eine 36-jährige Patientin wird bei Z. n. Suizidversuch durch Erhängen in die Notaufnahme eingewiesen. Sie ist intubiert und beatmet, hat keine knöchernen Verletzungen, im CT sieht man allerdings eine kurzstreckige Dissektion der A. carotis interna (ACI) abgangsnah beidseits. Anhalt für eine intrazerebrale Blutung oder Ischämie besteht nicht, die ACI oberhalb der Dissektion ist beidseits unauffällig perfundiert. Die Frage der Kollegen aus der Unfallchirurgie lautet, ob eine Stentimplantation notwendig ist. Was antworten Sie? (Abb. 36.1)

Definition
- Dissektion der A. carotis, häufig A. carotis communis und/oder interna
- Aber auch im Bereich der Schädelbasis möglich
- Teilweise bis nach intrakraniell reichend
- Meist traumatisch, selten spontan
- Gelegentlich auch im Rahmen einer Aortendissektion auftretend (Stanford A)

Typischer Patient
- Jüngerer Patient nach Verkehrsunfall (HWS-Trauma)
- Suizidversuch durch Erhängen
- Externe Gewaltanwendung durch (Er-)Würgen
- Älterer Patient mit kardiovaskulärem Risikoprofil
- Patient auf Stroke Unit nach Apoplex cerebri und in Sonografie oder CT-Angiografie V. a. Dissektion

© Der/die Autor(en), exklusiv lizenziert an Springer-Verlag GmbH, DE, ein Teil von Springer Nature 2025
S. Regus, *Gefäßchirurgische Notfälle*, https://doi.org/10.1007/978-3-662-69219-6_36

Abb. 36.1 CTA einer akuten Dissektion der A. carotis interna mit Thrombosierung des falschen Lumens (Stern) und Kompression des wahren Lumens (Pfeil)

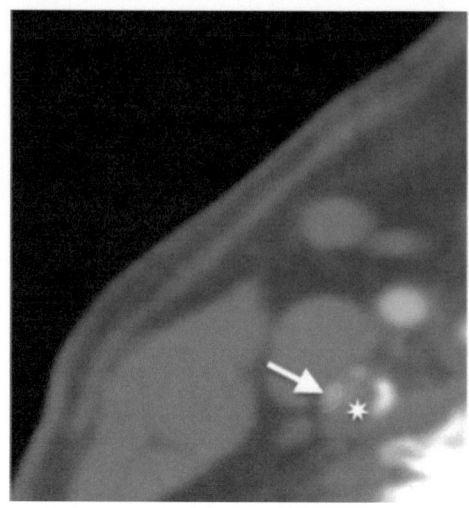

Typische Situation im Dienst
- Insgesamt sehr selten im gefäßchirurgischen Dienst
- Polytraumatisierter Patient mit HWS-Beteiligung in Notaufnahme
- Konsil von Stroke Unit mit V. a. Dissektion in Sonografie bzw. „Zufallsbefund" in CT-Angiografie
- Konsiliarische Vorstellung eines Patienten (meist Kardiologie) mit hypertensiver Krise und neurologischen Auffälligkeiten

Diagnostik
- Klinische Untersuchung
  - grob-neurologisch
  - Prellmarken, Würgemale oder Wunden posttraumatisch
  - Zeichen einer Mediaischämie
  - Kopfschmerzen, Übelkeit
  - ggf. ipsilaterales Horner-Syndrom
- Duplexsonografie
  - orientierend
- CT-Angiografie
  - bei V. a. Karotisdissektion, egal welche Ätiologie zugrunde liegt, das Diagnostikum der Wahl

Therapie
- Konservativ
  - Indikationen:
    am häufigsten angewendet
    bei unkomplizierter Dissektion ohne relevante Begleitverletzungen
    kurzstreckiger Befund ohne Blutung/Perforation

- Vorgehen:
  konsequente Blutdruckeinstellung
  Thrombozytenaggregationshemmung
  Antikoagulation nur bei Verschluss oder Pseudookklusion
- Interventionell
  - Indikationen:
    bei akutem thrombotischen Verschluss und entsprechender neurologischer Ausfallsymptomatik
  - Vorgehen:
    systemische oder lokale Lyse mit rtPA (Actilyse®)
    Stent-PTA
- Operativ
  - Indikationen:
    bei Stanford-A-Dissektion → Herzchirurgie
    bei Blutung/Perforation
    bei thrombotischem Verschluss der Karotisgabel
    bei intrakranieller Blutung und Kontraindikation für Lyse
    nach frustraner Intervention
  - Vorgehen:
    sehr selten indiziert, da hohes Komplikationsrisiko
    Thrombektomie und Patch oder Interponat
    Fixierung distale Intimastufe immens wichtig

Hintergrunddienst nachts anrufen?
- Wenn akuter Karotisverschluss mit Apoplex cerebri, aktive Blutung oder Stanford-A-Dissektion zur Besprechung des weiteren Therapievorgehens

Tipps und Tricks
- Diagnostik oft schwierig, weil Symptome unspezifisch
- Horner-Syndrom (Ptosis, Miosis, Enophthalmus) durch Schädigung Truncus sympathicus bzw. Ganglion stellatum (hinter ACI verlaufend)
- Kommt Spontan (meist hypertensive Krise) oder auch traumatisch vor
- Keine ausreichende Evidenz, ob orale Antikoagulation von Vorteil
- Meist Thrombozytenaggregationshemmung ausreichend, Dauer mindestens 6 Monate, bei Arteriosklerose dauerhaft
- OP-Indikation ist eine Rarität und stets kritisch zu stellen, da technisch durchaus anspruchsvoll und komplikationsträchtig (insbesondere distales Ende teilweise schwierig darzustellen und zu kontrollieren)
- Intervention (Lyse, PTA, Stent) kann bei akuter zerebraler Ischämiesymptomatik erwogen werden

Fortsetzung Fallbeispiel

Eine Stentimplantation ist nicht indiziert, das Vorgehen der Wahl ist rein konservativ. Eine CCT-Kontrolle nach 6 h ist zu empfehlen, um eine sich dann demarkierende Ischämie auszuschließen. Des Weiteren empfiehlt sich eine CTA-Verlaufskontrolle der Carotiden in 24–48 h. Je nach Begleitverletzungen ist die Gabe von unfraktioniertem Heparin in therapeutischer Dosierung indiziert, Blutdruckentgleisungen sollten vermieden werden.

Teil X
Erkrankungen der Bauch- und Beckenarterien

Rupturiertes abdominelles Aortenaneurysma (rAAA)

Das rupturierte Aortenaneurysma (Abb. 37.1) ist **der Notfall** in der Gefäßchirurgie schlechthin, vor dem man am Anfang die meiste Angst hat. Die typische Symptomtrias besteht aus abdominellen/lumbalen Schmerzen, pulsierendem Tumor und Kollaps.

Fallbeispiel
Sie erhalten den Anruf von einem Kollegen aus einem benachbarten kleineren Krankenhaus mit der Bitte, einen Patienten mit einem rupturierten Aortenaneurysma zu übernehmen, da es dort keinen Gefäßchirurgen gibt. Sie wollen ein bisschen mehr über den Patienten wissen und erfahren, dass es sich um einen 89 Jahre alten Patienten mit einem seit vielen Jahren bekannten abdominellen Aortenaneurysma handelt. In der CT-Diagnostik ist dieses aktuell gedeckt rupturiert und hat einen maximalen Durchmesser von 11 cm. Er ist ansprechbar und kreislaufstabil. Gibt es etwas, was Sie vor einer Verlegung unbedingt noch erfragen sollten?

Definition
- Einriss der Wand eines Aneurysmas der Aorta
- Ein Aortenaneurysma liegt ab einem Durchmesser von ca. 3 cm vor.
- Gedeckte Ruptur: ins Retroperitoneum (also nach hinten)
- Offene Ruptur: frei, in Bauchhöhle oder Thorax, meist „Sekunden-Herztod" bzw. „Verblutungstod"

Typischer Patient
- Meist älterer Patient mit kardiovaskulären Risikofaktoren und bekanntem Aortenaneurysma
- Raucher auch schon im mittleren Lebensalter betroffen
- Selten jüngere Patienten (Marfan-, Ehlers-Danlos-, Loeys-Dietz-Syndrom)

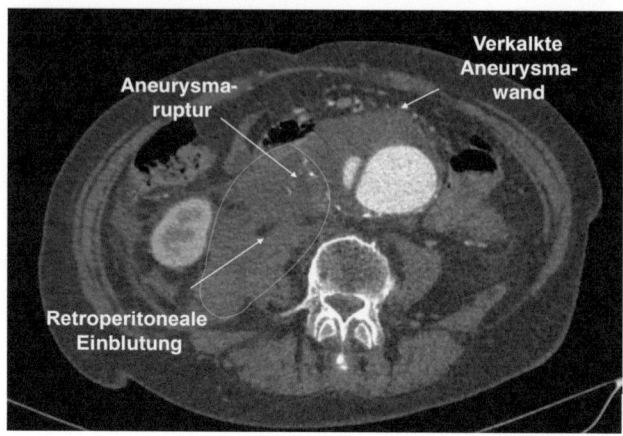

Abb. 37.1 CTA eines rupturierten abdominellen Aortenaneurysmas (rAAA) mit retroperitonealer Einblutung

Typische Situation im Dienst
- Oft dramatische Ankündigung in Notaufnahme
- Kreislaufinstabiler Patient mit Bauch- und/oder Rückenschmerzen
- Selten (aber nicht zu unterschätzen) auch wenig spektakulärer Patient, der zu Fuß in Notaufnahme „marschiert" mit lediglich abdominellen oder lumbalen Schmerzen (wenn retroperitoneal gut tamponiert)

Diagnostik
- Oft bereits anamnestisch Hinweis auf bekanntes Aortenaneurysma
- Trias wegweisend:
  - abdominelle Schmerzen
  - pulsierende Schwellung
  - Kollaps
- Orientierender Ultraschall im Schockraum
- Wenn Patient stabil, dann CT-Angiografie
- Wenn Patient instabil, dann ohne weitere Diagnostik (nur Zeitverzögerung) direkt in den OP bringen

Therapie
- Konservativ
  - Indikationen:
    maligne Grunderkrankung
    OP-Ablehnung (oft schon vorher im asymptomatischen Stadium bei Kontrolluntersuchungen)
    Inoperabilität

– Vorgehen:
Schmerztherapie mittels Morphinperfusor (1–2 mg/h)
Unterbringung im Einzelzimmer (Pietätsgründe!)
- Interventionell
 – Indikationen:
 bei Behandlungswunsch und
 bei geeigneter Morphologie
 – Vorgehen:
 ggf. REBOA („resuscitative endovascular ballon occlusion of the aorta")-Manöver, das bei instabilen Patienten schon im Schockraum erfolgen kann
 endovaskuläre Ausschaltung
 →aortobiiliakal (wenn Auswahl an Prothesen vor Ort) oder
 →aortomonoiliakal und Crossover-Bypass
- Offen-operativ
 – Indikationen:
 wenn endovaskuläre Versorgung nicht möglich
 →Morphologie nicht passend
 →keine Prothesen vor Ort
 – Vorgehen:
 6 EKs kreuzen!!!
 Medianlaparotomie oder retroperitonealer Zugang
 aortobiiliakale Y-Prothese (14–7 bei Frauen und 16–8 bei Männern) oder
 Aortenrohrprothese (14/16/18/20)

Hintergrunddienst nachts anrufen?
- Notfallindikation
- Wenn Patient OP ablehnt, dann Aufnahme zur palliativen Therapie (Morphinperfusor) und Info am Folgetag
- Unter Reanimationsbedingungen ist eine operative Therapie meist nicht erfolgversprechend durchführbar, dennoch Info Rufdienst zu empfehlen

Tipps und Tricks
- Anästhesie darum bitten, erst im Saal einzuleiten, sobald Patient steril abgewaschen ist und OP-Team am Tisch steht. Andernfalls kommt es durch die Muskelrelaxation zu einer Einschränkung der retroperitonealen Tamponade, woraufhin der Patient instabil werden kann
- Bei stabilem Patienten CTA anstreben, insbesondere wenn endovaskuläre Versorgung geplant ist
- Bei instabilem Patienten keine Zeitverzögerung durch CTA
- Wenn endovaskuläre Therapie, aber kein passendes Prothesenmaterial vorhanden, dann aortomonoiliakale Versorgung möglich mit anschließendem Crossover-Bypass.

Fortsetzung Fallbeispiel
Wichtig zu wissen wäre, warum der Patient sich mit einem bekannten und so großen Aortenaneurysma nicht im Vorfeld hat elektiv operieren lassen. Oft ist es so, dass die Patienten sich bewusst gegen die Operation entscheiden und diese auch im Falle einer Ruptur nicht wünschen. Sie sollten also explizit nachfragen, ob der Patient eine Operation wünscht. Im Falle einer Ablehnung können Sie ihm die Aufregung eines Transportes in Ihre Klinik ersparen, nur dass er Ihnen vor Ort dann persönlich die Ablehnung des operativen Eingriffes mitteilt.

Rupturiertes Iliakalaneurysma (rIA) 38

Beim rupturierten Iliakalaneurysma handelt es sich um einen seltenen, aber mit hoher Letalität einhergehenden gefäßchirurgischen Notfall. Klassischerweise erfolgt zunächst die Vorstellung in der Urologie. Die Verdachtsdiagnose einer Harnleiterkolik lässt sich aber meist schnell ausschließen und der Verdacht auf eine Aneurysmaruptur gestellt.

Fallbeispiel
Der diensthabende Urologe kontaktiert Sie aufgrund eines Patienten, der ihm zugewiesen wurde mit der Verdachtsdiagnose einer Ureter-Kolik rechts. Sonografisch bestand allerdings den Verdacht, dass der Patient ein Iliakalaneurysma hat, der Harnleiter ist steinfrei. Er ist aktuell beschwerdefrei, kreislaufstabil, hat einen Hb-Wert von 16,2 g/dl. Die Bauchdecken sind weich, er hat einen leichten Druckschmerz mit Abwehrspannung im rechten Unterbauch. Wie lautet Ihre Empfehlung? (Abb. 38.1)

Definition
- Rupturiertes Aneurysma der Iliakalarterie
- Selten isoliert (ca. 3–5 %), meist zusammen mit Aortenaneurysma (ca. 95–98 %) auftretend

Typischer Patient
- Mittleres bis höheres Lebensalter
- Männer >> Frauen
- A. iliaca communis ist am häufigsten betroffen, gefolgt von A. iliaca interna
- Meistens rechts
- Symptome wie beim rupturierten Aortenaneurysma:
  – Bauch-/Rückenschmerzen
  – ggf. mit Ausstrahlung in Leiste
  – druckschmerzhaftes Abdomen

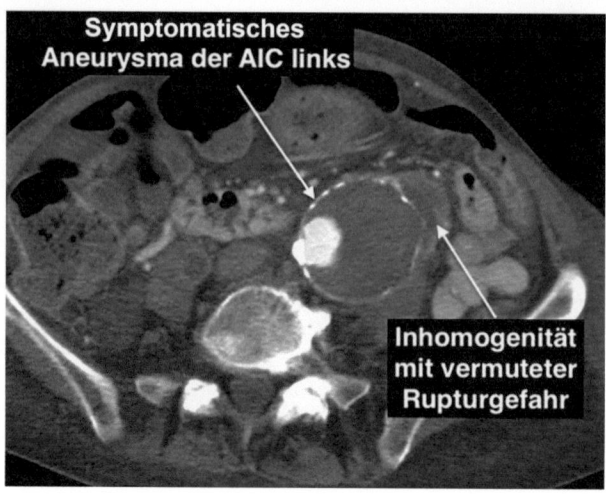

Abb. 38.1 CTA eines symptomatischen Aneurysmas der A. iliaca communis links (D_{max} 5,5 cm), welches bei mutmaßlicher Rupturgefahr dringlich versorgt wurde

- harte Bauchdecken
- Schockzustand
- Typischer Patient mit kardiovaskulärem Risikoprofil
- Selten genetische Erkrankung (Marfan-Syndrom, Loetz-Dietz-Syndrom, Ehlers-Danlos-Syndrom)

Typische Situation im Dienst
- Über Notaufnahme mit akuten Bauchschmerzen
- Typischerweise auch konsiliarische Vorstellung aus der Urologie mit Flanken- und Leistenschmerzen
- Oft stabiler als Patienten mit rupturiertem Aortenaneurysma wegen gedeckter Ruptur
- Meist nachts oder in den frühen Morgenstunden (RR-Anstieg nach Gang zur Toilette)

Diagnostik
- Klinische Untersuchung
  - auf Trias achten:
    abdominelle Schmerzen (akutes Abdomen)
    pulsierende Schwellung
    Schockzustand
- Labor und Blutgasuntersuchung
  - Hb! bereits im Rettungswagen, spätestens in Notaufnahme

38 Rupturiertes Iliakalaneurysma (rIA)

- Sonografie
  - orientierend
  - oft im Schockraum
- CT-Angiografie
  - wenn V. a. rIA und
  - Patient stabil!
  - wenn Patient instabil, keine weitere Diagnostik und Notfall-OP

Therapie
- Konservativ
  - Indikationen:
    Prinzipiell besteht eine Notfall-OP-Indikation!
    Aber auch hier gilt es, den Zustand des Patienten, seinen Willen und die Überlebenschancen zu berücksichtigen.
    Bei instabilem Patienten unter Reanimationsbedingungen sind die Überlebenschancen extrem gering, weshalb die Indikation zur OP kritisch hinterfragt und mit Angehörigen geklärt werden sollte.
    Manche Patienten haben bereits im Vorfeld bei bekanntem Aneurysma eine elektive Operation abgelehnt. Dieser Patientenwunsch sollte auch in Notfallsituation berücksichtigt werden.
  - Vorgehen:
    Schmerztherapie mittels Morphinperfusor (1–2 mg/h)
    möglichst Einzelzimmerunterbringung!
- Interventionell (endovaskulär)
  - Indikationen bzw. Voraussetzungen:
    Morphologie mit ausreichend langer Landungszone
    passende Prothesen vor Ort
    Expertise und Ausstattung (Hybridsaal)
  - Vorgehen:
    Implantation einer Stentprothese aortoiliakal
    teilweise auch als Y-Prothese biiliakal
    ggf. Verschluss der AII
- Offen-chirurgisch
  - Indikationen:
    hämorrhagischer Schock
    großes entlastungspflichtiges Hämatom retroperitoneal
    kein passendes Prothesenmaterial vor Ort
    frustran verlaufender endovaskulärer Behandlungsversuch
      →sog. Konversions-OP
    Prinzipiell kann jedes rupturierte oder symptomatische Iliakal-Aneurysma auch offen versorgt werden.
  - Vorgehen:
    der Übersichtlichkeit halber wird die Medianlaparotomie bevorzugt
    Anlage eines iliakalen Interponats
    ggf. aortobiiliakale Interposition notwendig

Hintergrunddienst nachts anrufen?
- Notfallmäßige OP indiziert, daher zwingend Kontakt mit Hintergrund aufnehmen

Tipps und Tricks
- Sonografie als Erstdiagnostikum
  - Aneurysma meist rechts in A. iliaca communis lokalisiert
- CTA nur bei stabilem Patienten oder – wenn möglich – direkt im OP-Saal
- Offene OP technisch immer möglich
  - aber OP-Zeit so kurz als möglich halten
  - keine aortobiiliakale Rekonstruktion bei mäßig stabilem Patienten, wenn weitere intakte und elektiv nicht behandlungsbedürftige Aneurysmata aortal (<5,5 cm) oder kontralateral iliakal (<3,5 cm) vorliegen
- Endovaskulär oft als aortobiiliakale Prothese oder aortomonoiliakal mit vorheriger Ausschaltung der AII (Coils, Occluder)
  - dann aber noch Crossover-Bypass notwendig

Fortsetzung Fallbeispiel
Nach den Befunden ist die Wahrscheinlichkeit für eine Ruptur des Iliakalaneurysmas unwahrscheinlich, dennoch sollten Sie eine CTA durchführen, um diese auszuschließen. Wenn sich das Aneurysma bestätigt und keine Ruptur vorliegt, wäre es als symptomatisches Aneurysma einzuordnen und die stationäre Überwachung dringend zu empfehlen. Der systolische Blutdruck sollte Werte von 140 mmHg nicht überschreiten, im Idealfall bei 120/80 mmHg liegen. Die invasive Versorgung wäre bei einem symptomatischen Aneurysma unabhängig vom maximalen Durchmesser indiziert und früh-elektiv am nächsten, spätestens übernächsten regulären Arbeitstag durchzuführen. Die Art der Versorgung ist, je nach Morphologie und klinikinternen Standards, offen oder endovaskulär möglich.

Akute Aortendissektion

39

Im Klinikalltag erfolgt die Einteilung der akuten Aortendissektion nach Stanford in A und B, Letztere in unkompliziert (Abb. 39.1) oder kompliziert (mit Instabilität bzw. Organperfusionsstörungen). Die „B-Dissektion" ist Aufgabengebiet der Gefäßchirurgie, die „A-Dissektion" ist Business der Herzchirurgen.

Fallbeispiel
Sie müssen einen 58-jährigen Patienten mit einer akuten komplizierten Typ-B-Aortendissektion, der eine viszerale und renale Malperfusion aufweist, für den endovaskulären Eingriff (TEVAR) aufklären. Er ist sehr ängstlich und fragt Sie nach Komplikationen, insbesondere nach dem Risiko einer Querschnittslähmung. Was antworten Sie?

Definition
- Akuter Einriss der Aortenwandschichten zwischen Intima und Adventitia in der Mediaschicht gelegen
- Einteilung nach zeitlichem Ablauf:
  - akut: <14 Tage
  - subakut: 14–90 Tage
  - chronisch: >90 Tage
- Einteilung nach Körperregion:
  - thorakal (ca. 90 %)
  - seltener abdominell (ca. 10 %)
- Einteilung nach Lokalisation:
  - nach Stanford:
    A: Ascendens (vor linker A. subclavia beginnend)
    B: Descendens (distal der linken A. subclavia beginnend)
      →unkompliziert

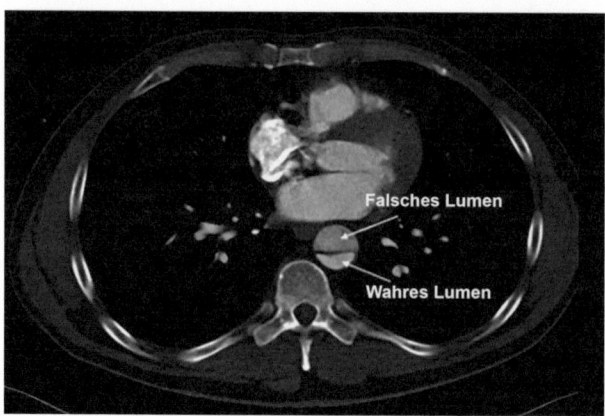

Abb. 39.1 CTA einer unkomplizierten Stanford-B-Aortendissektion

Schmerzsymptomatik gering bis mäßig
Renal- oder Viszeralgefäße nicht beteiligt
← kompliziert
progrediente, starke Schmerzen
mit Verlegung von Renal- oder Viszeralgefäßen
- nach DeBakey:
  I: in Ascendens beginnend, distal unbegrenzt
  II: auf Ascendens begrenzt, Aortenbogen und Descendens sind frei
  III: in Descendens nach Abgang der linken A. subclavia beginnend
    IIIa: distales Ende oberhalb des Zwerchfells (also auf thorakale Aorta begrenzt)
    IIIb: distales Ende unterhalb des Zwerchfells (abdominelle Aorta mitbetroffen)

Typischer Patient
- Häufiger Männer
- Alter 50–70
- Typischerweise arterieller Hypertonus bekannt
- Adipositas
- Raucher
- Stress (Manager, Führungskräfte, vielfach noch berufstätig)

Typische Situation im Dienst
- Meist über Notaufnahme
- Oft zunächst Vorstellung in Kardiologie mit V.a. Myokardinfarkt
- Teilweise auch konsiliarisch von Kardiologie oder Intensivstation

- Typischerweise auch aus dem „Herzkatheterlabor", wenn Herzkatheteruntersuchung unauffällig ist und im Herzecho Dissektion auffällt
- Notfallmäßige Vorstellung in der „Inneren" aufgrund einer hypertensiver Krise/Notfall

Diagnostik
- Labor
  - hier oft stark erhöhte D-Dimere auffällig
- Sonografie
  - Herzecho transthorakal (TTE) oder transösophageal (TEE)
  - Dissektionsmembran in Ascendens und teilweise Bogen sichtbar
  - Descendens meist nicht beurteilbar
- CT-Angiografie
  - weiterführende Diagnostik der Wahl
  - geht schnell
  - Wand und Lumen gut beurteilbar
  - Ausdehnung gut sichtbar

Therapie
- Konservativ
  - Indikationen:
  unkomplizierte Typ B-Dissektion
  komplizierte Typ B- oder Typ A- Dissektion, aber
     →Inoperabilität
     →Patientenwille (Ablehnung invasiver Verfahren)
  - Vorgehen:
  antihypertensive Therapie
  ggf. Antikoagulation
  CTA-Kontrollen (nicht bei Inoperabilität, da ohne Konsequenz)
- Interventionell/endovaskulär
  - Indikationen:
  komplizierte Typ-B-Dissektion
  Zunahme in Kontrollen
  Apoplex cerebri
  Periphere Ischämie bei Beteiligung der Extremitätenarterien
  Typ-A-Dissektion (auch retrograde)
  - Vorgehen:
  TEVAR bei geeigneter Morphologie
- Operativ
  - Indikationen:
  komplizierte Typ-B-Dissektion nach frustraner Intervention
  Typ-A-Dissektion (auch retrograde)
  zerebrale und zentrale Komplikationen

- Vorgehen:
  notfallmäßige Vorstellung/Verlegung Herzchirurgie zur weiteren Versorgung einer Typ-A-Dissektion
  Thrombektomie peripher oder zervikal/zerebral
  Rekonstruktion femoral/viszerorenal

Hintergrunddienst nachts anrufen?
- Unkomplizierte Typ-B Dissektion: auf Intensivstation aufnehmen und Info am nächsten morgen
- Komplizierte Typ-B-Dissektion: anrufen
- Typ-A-Dissektion: notfallmäßige Verlegung in Herzchirurgie

Tipps und Tricks
- Stanford-Einteilung ist einfacher und hat sich im Klinikalltag durchgesetzt
  - Merkregel: A = beginnt in Ascendens, B = „beyond brachiocephalic vessels"
- Auch eine unkomplizierte Typ-B-Dissektion kann durch Komplikationen und insbesondere eine retrograde Typ-A-Dissektion gefährlich werden
- Daher auch konservativ behandelte unkomplizierte Typ-B-Dissektionen grundsätzlich immer intensivmedizinisch überwachen
- Bei einer TEVAR genügt oft die Versorgung des proximalen Entrys mit einer 15–20 mm langen Stentprothese, welche im Bedarfsfall zwanglos verlängert werden kann
- Je länger die Stentprothese, desto größer ist das Risiko einer spinalen Ischämie durch die Verlegung der A. radicularis magna (A. Adamkiewicz)
  - Kann bis zu 20 % betragen, wenn die gesamte thorakale Aorta mit einem Stent versorgt wird

Fortsetzung Fallbeispiel
Das Risiko einer Querschnittslähmung ist abhängig von der Länge der Aortenpathologie und der implantierten Stentprothese. Insbesondere langstreckige Prothesenversorgungen gehen mit einem erhöhten Paraplegierisiko einher, welches bis zu 20 % betragen kann. Sicher darstellen und schonen lässt sich die wichtigste Rückenmarksarterie (A. radicularis magna, „Adamkiewicz-Arterie") bisher nicht, produktiv sind ein hochnormaler Blutdruck (systolisch meist mindestens 140 mmHg) sowie eine Kontrolle des Liquordrucks mit Zielwerten von maximal 7 mmHg.

Leriche-Syndrom

40

Das Leriche-Syndrom ist meist akut und gilt als lebensbedrohlicher aortaler Notfall. Es gibt allerdings auch ein chronisches Leriche-Syndrom (Abb. 40.1), welches gut kompensiert und typischerweise durch Oberschenkelschmerzen oder auch Impotenz klinisch symptomatisch wird.

Fallbeispiel
Eine 72-jährige Patientin wird aufgrund einer akuten Ischämie an beiden Beinen notfallmäßig eingewiesen. Bei der Untersuchung zeigen sich kühle untere Extremitäten beidseits mit reduzierter Sensomotorik. An beiden Beinen sind keine Pulse tastbar, auch in der Leiste nicht. Die Patientin ist rhythmisch, und sonografisch besteht der Verdacht auf einen Aortenverschluss. Der Kreatininwert ist bei bekannter chronischer Niereninsuffizienz erhöht mit 3,2 mg/dl. Der Radiologe fragt, ob anstelle der angeforderten CTA eine MRA erfolgen kann, da er eine Verschlechterung der Niereninsuffizienz befürchtet. Er könnte eine MRA gleich durchführen lassen. Was antworten Sie?

Definition
- Verschluss der Aorta inkl. der Aortenbifurkation sowie der Beckenschlagadern
- Akut (innerhalb von 14 Tagen) oder chronisch (> 14 Tage)

Typischer Patient
- Häufig Raucher
- Ältere Patienten mit Herzrhythmusstörungen
- Zustand nach aortoiliakalen Gefäßeingriffen (oft Stent-PTA)
- Bekannte (oder auch noch nicht diagnostizierte) maligne Grunderkrankung

Abb. 40.1 Angiografische Darstellung einer fortgeschrittenen Mehr-Etagen-pAVK mit chronischem Aortenverschluss (chronisches Leriche-Syndrom) bei ausgeprägter Kollateralisierung

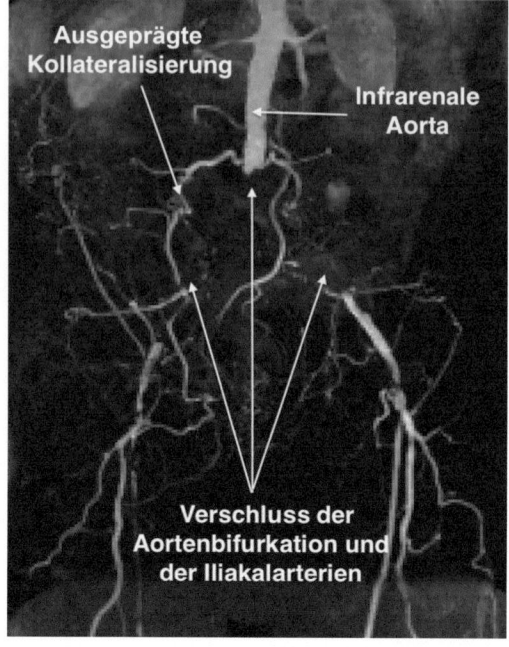

Typische Situation im Dienst
- Vorstellung über die Notaufnahme mit akuten Schmerzen und Kältegefühl in beiden Beinen
- Teilweise auch abdominelle und lumbale Schmerzen
- Schocksymptomatik eher selten
- Nicht selten auch „notfallmäßige" Vorstellung vom Niedergelassenen aufgrund eines sonografisch oder CT-/MR-angiografisch diagnostizierten vermeintlich akuten Aortenverschlusses, der allerdings chronisch und aufgrund der Kollateralen asymptomatisch ist

Diagnostik
- Untersuchung
  - auf das Hautkolorit achten, insbesondere auch auf ggf. vorhandene livide Verfärbungen an den Beinen bzw. an Gesäß und Hüfte
  - Pulsstatus erheben
  - Leistenpulse regelhaft nicht tastbar
  - ABI bestimmen
    oft < 0,5
- Sonografie
  - kann orientierend erfolgen, wenn das Gerät bereitsteht
  - andernfalls keine Zeit verlieren und weiterführende Diagnostik indizieren
- CT-Angiografie
  - Beurteilung der Gefäßwand

40 Leriche-Syndrom

- meist stark verkalkt
- teilweise auch sichtbare Stents
- Beurteilung des Verschlusses
  - verkalkt
  - frisch
  - „Speckthrombus" kann aufgrund des geringen Kalkanteils ebenfalls frisch imponieren, ist aber oft schon älter
- MRA
  - prinzipiell möglich, dauert aber länger und die Gefäßwand lässt sich nicht so gut darstellen
  - außerdem können im CT auch Tumorerkrankungen oder sonstige Auffälligkeiten entdeckt werden, die in der MRA nicht zur Darstellung kommen

Therapie
- Konservativ
  - Indikationen:
    chronischer a- bzw. wenig symptomatischer Verschluss
    nicht erhaltungsfähige Extremität (Rutherford III)
    präfinaler/inoperabler Patient
  - Vorgehen:
    Thrombozytenaggregationshemmung
    Heparinperfusor
    Schmerztherapie (ggf. Morphinperfusor)
- Interventionell
  - Indikationen:
    je nach Ausdehnung und Verschlusslänge offene oder endovaskuläre Versorgung
    diesbezüglich Orientierung an TASC-II Einteilung möglich
    A bis D (A: kurzstreckig, gering ausgeprägt; D: langstreckig, beidseits, mit Gefäßabgängen wie A. iliaca interna oder A. renalis)
      A: endovaskulär
      B: bevorzugt endovaskulär
      C: bevorzugt offen
      D: offen
  - Vorgehen:
    Stent-PTA
    CERAB-Prozedur („covered endovascular repair of aortic bifurcation")
- Operativ
  - Indikationen:
    Beim akuten Leriche-Syndrom besteht eine Notfallindikation, allerdings mit hohem Komplikationsrisiko und Zeitdruck.
    Bei akuter, aber kompensierter Symptomatik kann eine dringliche früh-elektive Versorgung (am nächsten Werktag) erfolgen.
    Bei kompensierter Symptomatik und chronischem Verschluss in den Stadien TASC C und D kann eine elektive Versorgung durchgeführt werden.

– Vorgehen:
transfemorale Embolektomie und Direktnaht (bei Querarteriotomie) oder Patchplastik bei Längsarteriotomie und häufig zusätzlich notwendiger Thrombendarteriektomie im Bereich der Femoralisgabel
wenn frustran, dann aortobiiliakale oder -bifemorale Rekonstruktion

Hintergrunddienst nachts anrufen?
- Bei akuter Ischämie Rutherford IIb und/oder Kompartmentsyndrom sollte eine notfallmäßige Rekonstruktion und Fasziotomie erfolgen.
- Bei kompensierter Ischämie Rutherford I oder auch IIa kann meist bis zum nächsten Morgen gewartet werden.
- Bei Rutherford III Ischämie und/oder Ablehnung einer invasiven Therapie kann ebenfalls oft bis zum nächsten Morgen gewartet werden.

Tipps und Tricks
- Wenn möglich und vertretbar, OP nicht direkt notfallmäßig, sondern Patienten (z. B. über Nacht) noch vorbereiten und abführen
- Teilweise OP über die Leisten möglich, insbesondere bei Arrhythmie und V.a. Embolie
- Wenn der vermeintliche Thrombus mit Fogarty von femoral aus nicht passierbar ist, dann kann es sich um einen „Speckthrombus" handeln, und die offene Rekonstruktion kann notwendig werden
- Eine Schocksymptomatik ist eher selten
- Differenzialdiagnostisch immer auch an das rupturierte Aneurysma denken
- Bei vorbestehender pAVK sind die Erfolgsaussichten geringer, da selten eine einfache Thrombektomie der Beckenschlagadern durchzuführen ist. Eine Rekanalisation inkl. Stent-Implantation ist häufig deutlich aufwendiger und die Erfolgsaussichten sind geringer
- Patienten großzügig bis nach oben abwaschen und steril abdecken, um ggf. einen axillo(bi)femoralen Bypass anlegen zu können

Fortsetzung Fallbeispiel
Die Patientin leidet offensichtlich unter einem akuten und mäßig bzw. nicht kompensierten arteriellen Verschluss. Sie ist rhythmisch, daher muss differenzialdiagnostisch am ehesten von einer arteriellen Thrombose bei vorbestehender pAVK ausgegangen werden. Ein „einfacher" embolischer Verschluss ist eher unwahrscheinlich. Eine CTA ist in diesem Fall, wie so oft, die Diagnostik der Wahl. Mit ihr ist nicht nur der Verschluss lokalisierbar, sondern es sind auch die Morphologie der Arterienwand, die Art und Struktur des Verschlusses sowie die Abdominalorgane beurteilbar. Beispielsweise können fortgeschrittene Tumorerkrankungen mit einhergehender maligner Thrombophilie ursächlich für einen akuten arteriellen Verschluss sein.

Septische Arrosionsblutung aortal 41

Die septische Arrosionsblutung ist eine sehr ernste Komplikation nach endovaskulären, aber auch offenen Aorteneingriffen und geht mit einer hohen Letalität einher. Oft handelt es sich um konsiliarische Vorstellungen aus der Gastroenterologie mit Befunddemonstration einer prothetoenteralen Fistel bei der Ösophagogastroskopie (Abb. 41.1).

Fallbeispiel
Ein 64-jähriger Patient, bei dem vor 5 Monaten ein infrarenales Aortenaneurysma mittels Rohrprothese offen versorgt wurde, wird mit Bauchschmerzen und nach Kollaps von den Rettungssanitätern in die Notaufnahme gebracht. Er ist kreislaufstabil, allerdings in einem sehr reduzierten Allgemeinzustand. Die OP-Narben sind reizlos verheilt, und in der CTA sieht man eine gedeckte Ruptur der proximalen Anastomose, die linke Nierenarterie wird hierdurch komprimiert, ist aber perfundiert. Die rechte Nierenarterie kommt unauffällig zur Darstellung. Die besorgte Ehefrau fragt, ob noch einmal eine Operation notwendig ist. Was antworten Sie?

Definition
- Infektbedingte Blutung aortal nach interventioneller oder operativer Gefäßrekonstruktion

Typischer Patient
- Aortale operative oder interventionelle Rekonstruktion vorausgehend
- Oft bekannte entzündliche Erkrankung eines Thorax-, Mediastinum- oder Bauchorgans (z. B. Pankreatitis, Kolitis) und Fistelbildung zur Prothese
- Aktuelle oder anamnestisch eruierbare Wundheilungsstörungen
- Diabetiker und Raucher (vor allem die adipösen, aber auch sehr schlanke) neigen verstärkt zu Wundheilungsstörungen
- Rezidivierende Blutungen gastrointestinal bei aortoduodenaler Fistel

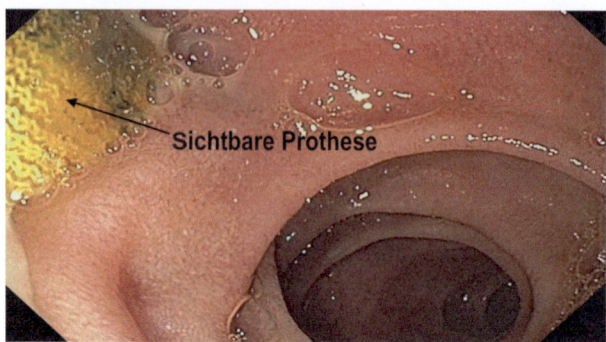

Abb. 41.1 In der Ösophagogastroskopie zeigt sich ein großes Ulkus mit sichtbaren Anteilen einer Aortenprothese bei Fistel, Teerstuhl und Infektkonstellation. (Mit freundlicher Genehmigung durch Frau Professor Pfister, Klinik für Gefäßchirurgie, Uniklinikum Regensburg)

- Häufiger nach aorto(bi)femoraler Rekonstruktion mit Leistenschnitten beidseits
- Seltener nach alleiniger Laparotomie bei aorto(bi)iliakaler Rekonstruktion oder isoliertem Aorteneingriff

Typische Situation im Dienst
- Oft dramatisch über Rettungsdienst angekündigt als massive Blutung abdominell/in Leisten/gastroduodenal bei bekannter „Aortenprothese"
- Meist über Notaufnahme/Schockraum
- Teilweise kommen Patienten auch zu Fuß in die Notaufnahme und berichten über abdominelle Schmerzen, Fieber und ein auffälliges Sekret aus ihren Leistenwunden/-narben
- Konsiliarische Anfrage internistischer (Gastroenterologie) oder anästhesiologischer (Intensivstation) Kollegen bei Auffälligkeiten in Gastroskopie oder CT-Bildgebung

Diagnostik
- Klinische Untersuchung
  - der Wunden/Narben hinsichtlich Rötung, Schwellung, Fluktuation
  - der peripheren Durchblutung hinsichtlich Pulsen und Sensomotorik
- Abstriche
  - bei offenen Wunden initial entnehmen (Resistenztestung dauert!)
- Labor
  - insbesondere Entzündungswerte
  - Blutbild
  - Gerinnung
- Sonografie
  - kann bei V. a. Abszess in Leisten (echofreie Formation) sehr hilfreich sein
  - bei abdominellem Infekt allerdings technisch nicht immer einfach und oft zeitaufwendig

- CT-Angiografie
  - Diagnostikum der Wahl
  - schnell durchführbar
  - Abszesse, Blutungsquellen und Infiltrationen können sicher dargestellt werden
  - Lufteinschlüsse als Hinweis für Infekte
- PET-CT
  - zur Infektlokalisation oder
  - zum Ausschluss eines Infektes
- Punktion
  - Gewinnung von Aspirat zur bakteriologischen Untersuchung
  - Indikation hierfür sehr streng stellen, da bei jeder Punktion das Risiko einer bakteriellen Kontamination und damit eines Infektes besteht
  - sterile Kautelen unverzichtbar und immens wichtig

Therapie
- Konservativ
  - Indikationen:
    bei stabilem Befund
    ohne Blutung
    ohne Sepsis
  - Vorgehen:
    Antibiose
    Schmerztherapie
    Verlaufskontrollen (meist CTA)
- Interventionell
  - Indikationen:
    bei aktiver Blutung
    hämorrhagischer Schock
    Sepsis
  - Vorgehen:
    Aortenblockade mittels Ballon zur initialen Blutungskontrolle = REBOA („resuscitative endovascular balloon occlusion of the aorta")
    Implantation einer Stentprothese (Aorta) oder eines gecoverten Stents (iliakale oder viszerale Gefäße)
    Coil-Embolisation kleinerer Äste
    als dauerhafte Lösung nur möglich, wenn Infekt ausgeschlossen wird
- Operativ
  - Indikationen:
    bei massiver Blutung
    nach REBOA und Stabilisierung des Patienten
      →Wichtig: Aortenblockade sollte nicht länger als 30 min durchgeführt werden!
    bei eindeutigem Infekt der Prothese
    bei Ruptur und Endoleak

- Vorgehen:
Explantation der Prothese
extraanatomische Rekonstruktion
→axillo(bi)femoral
→im Idealfall vor Laparotomie, um das Risiko einer Bypass-Kontamination so gering als möglich zu halten
anatomische Rekonstruktion
→autologen Ersatz (z.B. mit bovinen Perikard-Patches aus der Herzchirurgie) bevorzugen
→alternativ silberbeschichtete Prothesen

Hintergrunddienst nachts anrufen?
- Bei akuter Blutungskomplikation, hämodynamischer Instabilität, septischem Krankheitsbild telefonische Besprechung des Prozedere notwendig

Tipps und Tricks
- Sehr ernsthaftes Erkrankungsbild mit hoher Letalität
- Antibiotikatherapie großzügig indizieren
- Breitspektrum, Anaerobier sollten abgedeckt sein
- Piperacillin/Tazobactam (z. B. Tazobac®) 4 g/0,5 g 1–1–1(–1)
- Bei Penicillinallergie: Meropenem (z. B. Meronem®) 1 g 1–1–1(–1)
- Punktion Leiste oder intraabdominell/retroperitoneal äußerst kritisch indizieren
- Hohes Kontaminationsrisiko!!
- Ballonblockade (REBOA) im Notfall auch im Schockraum anwendbar und sinnvoll bzw. lebensrettend, aber Blockade sollte nicht länger als 30 min andauern

Fortsetzung Fallbeispiel
Es handelt sich um ein sehr kritisches Krankheitsbild mit hoher Letalität, weshalb Sie unbedingt Ihren Hintergrunddienst kontaktieren sollten. Bis zum Beweis des Gegenteils muss bei einer derartigen Komplikation, die mehrere Monate nach dem Ersteingriff auftritt, von einem Infekt ausgegangen werden. Daher wären die offene Rekonstruktion und Explantation der infizierten Prothese sowie ein autologer oder xenogener Ersatz indiziert. Prinzipiell käme als Bridging auch die endovaskuläre Versorgungen infrage, allerdings ist eine Entfernung sämtlicher Prothesenanteile notwendig. Ein notfallmäßiger operativer Eingriff zur Blutungskontrolle ist grundsätzlich indiziert.

Mesenterialinfarkt

Der Mesenterialinfarkt (Abb. 42.1) ist ein Krankheitsbild, das meistens von den Kollegen aus der Viszeralchirurgie behandelt wird. Je nach dort vorhandener Expertise wird ggf. ein intraoperativer Standby oder die konsiliarische Fragestellung nach der Indikation für eine operative oder endovaskuläre Gefäßrekonstruktion gestellt.

Fallbeispiel
Eine 82-jährige Patientin befindet sich in der Notaufnahme und wird internistisch behandelt. Sie berichtet über abdominelle Schmerzen, welche vor ca. 12 h begonnen haben und jetzt auch schon wieder besser sind. Abdominelle Voroperationen gehen nicht voraus, sie ist arrhythmisch bei chronischem Vorhofflimmern und erwähnt außerdem, dass sie Durchfall hatte. Die Bauchdecken sind prall und gespannt, allerdings ohne Peritonismus. Da die Symptome deutlich besser geworden sind und der Kreatininwert bei bekannter Niereninsuffizienz erhöht ist (3,1 mg/dl), würde die internistische Kollegin die Patientin gerne stationär aufnehmen und am Folgetag eine CTA durchführen. Sehen Sie das genauso?

Definition
- Verschluss einer (oder mehrerer) der drei Mesenterialarterien mit resultierender Darmischämie:
  - Truncus coeliacus (TC)
  - A. mesenterica superior (AMS)
  - A. mesenterica inferior (AMI)
- Am häufigsten ist die AMS betroffen.
- TC und AMI sind seltener bzw. werden selten symptomatisch.

Typischer Patient
- Älterer Patient, Frauen > Männer (ca. 4:1)
- Multimorbide

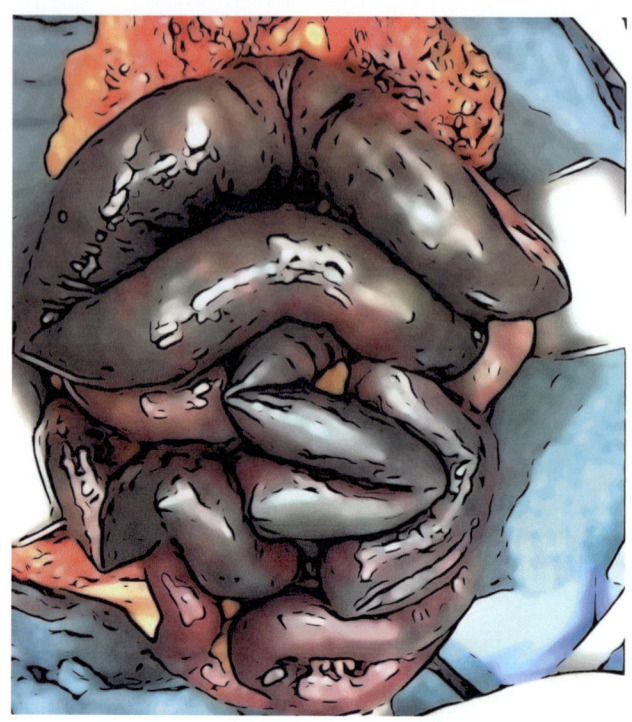

Abb. 42.1 Schemazeichnung einer irreversiblen Mesenterialischämie mit "schwarzem" Darm

- Nicht selten wenig kontaktfähig (Demenz, aus Pflegeheim)
- Herzrhythmusstörungen (meist chronisches Vorhofflimmern)

Typische Situation im Dienst
- Oft Konsil aus Innerer oder Viszeralchirurgie
- Abdominelle Schmerzen mit Laktatanstieg und Beurteilung aus gefäßchirurgischer Sicht erwünscht
- Oder Beurteilung CTA bei Stenosen bzw. Verschlüssen mesenterial bei Bauchschmerzen gewünscht
- Teilweise auch direkte Kontaktaufnahme durch Viszeralchirurgen aus dem OP bei eröffnetem Bauch und Darmischämie

Diagnostik
- Untersuchung
  - abdominelle Schmerzen/akutes Abdomen
  - klinischer Befund kann täuschen
    →Cave: „fauler Frieden" 6–12 h nach Beginn der Symptomatik
- Labor (Laktat, D-Dimere, CK)

42 Mesenterialinfarkt

- Sonografie
  - oft ohne wegweisenden Befund bei Meteorismus!
- CT-Angiografie
  - wichtigstes Diagnostikum
  - Beurteilung Viszeralgefäße
    AMS, AMI oder TC
    Verschluss oder Stenosen
    Ausmaß der Verkalkungen
  - Beurteilung Darmwand
    Lufteinschlüsse
    Nekrosen
  - freie Luft bei Darmgangrän und Perforation

Therapie
- Konservativ
  - Indikationen:
    wenn gut kompensiert
    bei Inoperabilität
    bei Ablehnung einer prinzipiell vorliegenden OP-Indikation
    wenn Großteil des Dünndarms „schwarz" und mit Leben nicht vereinbar ist
  - Vorgehen:
    Antikoagulation mittels Heparinperfusor
    Thrombozytenaggregationshemmung
    Schmerztherapie
    → Morphinperfusor, wenn palliative Situation
- Interventionell
  - Indikationen:
    kurzstreckige und verkalkte Stenosen bzw. Verschlüsse
    bei geplanter endovaskulärer Aortenstentversorgung
  - Vorgehen
    Stent-PTA (alleinige PTA selten erfolgsversprechend)
- Operativ
  - Indikationen:
    bei eindeutiger Embolie und
    bei fraglicher Darmischämie
  - Vorgehen:
    Laparotomie
    ggf. Darmresektion und
    Thromb-/Embolektomie

Hintergrunddienst nachts anrufen?
- Ja, da notfallmäßige Rekonstruktion indiziert ist

Tipps und Tricks
- TC und AMI sind meist weniger wichtig als AMS, müssen nicht zwingend rekonstruiert und können im Bedarfsfall auch ligiert werden
- Die AMS ist am häufigsten von Embolie und Verschlussprozessen betroffen und mit klinischer Ischämiesymptomatik einhergehend
- Nicht jeder Verschluss der Viszeralgefäße, der bei weiterführender Diagnostik entdeckt wird, ist frisch und ursächlich für eine abdominelle Beschwerdesymptomatik
- Bei geplanter Laparotomie und kurzstreckigen Verschlüssen viszeral sollte vorher die Angiografie mit Stent-PTA erfolgen. Dann sind die Heilungschancen der Darmanastomosen am besten, und die Resektionsgrenzen bei viszeralchirurgischem Eingriff sind besser beurteilbar
- Bei ausgedehnter Darmwandschädigung (Lufteinschlüsse = Pneumatosis coli) und wenn nach Eröffnung der Bauchhöhle komplett schwarzer Darm sichtbar ist, dann ist dieser Befund nicht mit dem Leben vereinbar und eine palliative Therapie indiziert

Fortsetzung Fallbeispiel
Aufgrund der geschilderten Symptomatik sowie der Untersuchungsbefunde kommt differenzialdiagnostisch auch ein Mesenterialinfarkt infrage. Die Regredienz der Symptomatik ist in diesem Fall keinesfalls eine Entwarnung, sondern könnte dem „faulen Frieden" entsprechen. Ein Abwarten bis zum Folgetag wäre dann für die Patientin das Todesurteil, weshalb trotz erhöhter Nierenwerte eine notfallmäßige CTA durchgeführt werden sollte.

Rupturiertes Viszeralarterienaneurysma

43

Auch das rupturierte Viszeralarterienaneurysma (Abb. 43.1) ist eine seltene, aber mit sehr hoher Letalität einhergehende Aneurysmalokalisation. Unter elektiven Bedingungen weist die invasive Ausschaltung eine äußerst geringe Komplikationsrate auf.

Fallbeispiel
Ein 46-jähriger Alkoholiker mit bekannter ethyltoxischer Pankreatitis und multiplen abdominellen Voroperationen hat ein akutes Abdomen mit hämorrhagischem Schock bei intraabdomineller Blutung. Im CT zeigt sich ein gedeckt rupturiertes Aneurysma der A. pancreaticoduodenalis mit einem geschätzten Durchmesser von 4 cm. Es herrscht große Aufregung und der Patient soll gleich in den OP. Haben Sie eventuell eine andere Idee?

Definition
- Ruptur eines Aneurysmas einer Viszeralarterie
- Häufigkeiten: A. lienalis (60 %) > A. hepatica (30 %) > Truncus coeliacus (5 %) > A. mesenterica superior (5 %)
- Wahres Aneurysma: meist A. lienalis
- Falsches Aneurysma: oft peripankreatisch

Typischer Patient
- Wahre Aneurysmen:
  - oft jüngere Patienten mit kardiovaskulärem Risikoprofil
  - Frauen > Männer

© Der/die Autor(en), exklusiv lizenziert an Springer-Verlag GmbH, DE, ein Teil von Springer Nature 2025
S. Regus, *Gefäßchirurgische Notfälle*, https://doi.org/10.1007/978-3-662-69219-6_43

43 Rupturiertes Viszeralarterienaneurysma

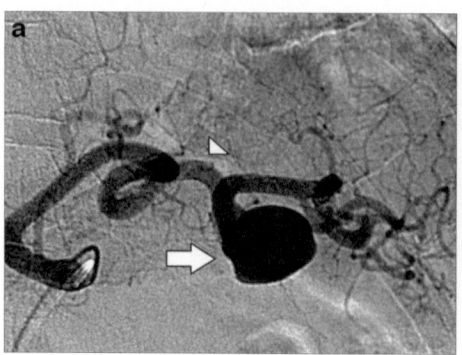
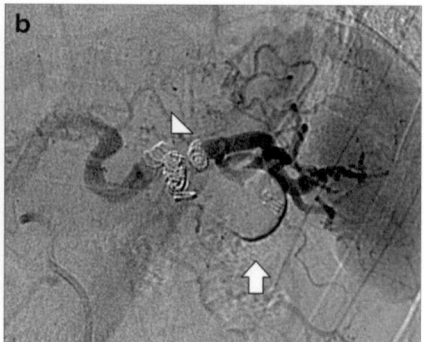

Abb. 43.1 a, b **a** Angiografische Darstellung eines Aneurysmas der A. lienalis vor Coil-Embolisation (Pfeilspitze: zuführende Arterie, Pfeil: Aneurysmasack), **b** Aneurysma der A. lienalis nach erfolgreicher Coil-Embolisation (Pfeilspitze: Coils in zu- und abführender Arterie; Pfeil: nicht mehr perfundierter Aneurysmasack).

- Falsche Aneurysmen:
  - meist Patienten mittleren Lebensalters mit Alkoholanamnese (etyhltoxische Pankreatitis), Adipositas und Gallensteinen (biliäre Pankreatitis) bzw. nach Laparoskopie (iatrogen)
  - Männer > Frauen
- Klagt über rezidivierende abdominelle Schmerzen, kolikartig oder gürtelförmig
- Teilweise auch schon bekannte Aneurysmata aortal, iliakal oder popliteal

Typische Situation im Dienst
- Patient über Notaufnahme, kreislaufinstabil, abdominelle Schmerzen, Verdachtsdiagnose intraabdominelle Blutung unklarer Genese
- Konsilanfrage von Station (meist Gastroenterologie) bei V. a. Viszeralarterienaneurysma (Sono) oder auffälligem CT-Befund
- Vorstellung aus Viszeralchirurgie bei Z. n. Laparoskopie und nun in Bildgebung Aneurysma spurium viszeral (meist asymptomatisch)
- Konsil aus Gynäkologie mit Frage Prozedere Viszeralarterienaneurysma einer Schwangeren (meistens A. lienalis)

Diagnostik
- Klinische Untersuchung
  - oft asymptomatisch
  - teilweise abdominelle Schmerzen bis hin zum akuten Abdomen bei Ruptur
  - pulsierende Schwellung nur bei schlanken Patienten oder sehr großen Aneurysmen tastbar
- Labor
  - Anämie
  - Laktatanstieg bei Ileus/Subileus

- Entzündungswerte bei V.a. Pankreatitis
- Stauungsparameter bei Verdacht auf Cholangitis
- Leber- und Pankreaswerte bei V. a. Alkoholabusus
• Sonografie
    - Auffälligkeiten Pankreas/Darm/Leber
    - Darstellung des Aneurysmas (oft erschwert bei Meteorismus)
    - Unterscheidung wahr/falsch und Größenbestimmung
    - intra-/retroperitoneale Blutung
• CT-Angiografie
    - Sicherung der Diagnose
    - Größe und Durchmesser
    - wahr oder falsch
    - aktive Blutung und Ausdehnung Hämatom
    - Auffälligkeiten Darm, Leber, Pankreas, Milz

Therapie
• Konservativ
    - Indikationen:
    asymptomatisches wahres Aneurysma mit Durchmesser < 2 cm
    Inoperabilität/Ablehnung einer invasiven Therapie
    - Vorgehen:
    regelmäßige Kontrolluntersuchungen
    Behandlung von Risikofaktoren:
        →Nikotinkarenz
        →Best Medical Treatment (BMT)
        →Antihypertensiva
        →Thrombozytenaggregationshemmung
        →Statine
• Interventionell
    - Indikationen:
    unabhängig von Durchmesser
        →symptomatisches/rupturiertes Aneurysma
        →falsches Aneurysma (Rupturrisiko unkalkulierbar)
        →jedes Aneurysma bei Frauen im gebärfähigen Alter (erhöhtes Rupturrisiko in Schwangerschaft)
    asymptomatisch > 2 cm oder Größenzunahme > 0,5 cm/Jahr
    anatomisch machbar
    - Vorgehen:
    beschichteter Stent
    Coil-Embolisation
    Flüssig-Embolisation (mit Onyx® = Ethylen-Vinyl-Alkohol-Kopolymer)
• Operativ
    - Indikationen:
    wie interventionell
    zusätzlich noch frustraner Verlauf nach Intervention und

Blutstillung inkl. Hämatomentlastung notwendig
- Vorgehen:
Ligatur bei gutem Rückstrom, andernfalls Interponat oder Bypass
Resektion und End-zu-End-Anastomosierung (wenn Kinking/Elongation der Arterie) oder
Anlage eines Interponats (autolog)

Hintergrunddienst nachts anrufen?
- Bei notfallmäßiger OP-Indikation mit hämorrhagischem Schock, ausgeprägter Schmerzsymptomatik, akutem Abdomen Unterstützung durch Viszeralchirurgen während Laparotomie erwünscht.

Tipps und Tricks
- Das Lienalisaneurysma ist das häufigste Viszeralarterienaneurysma, das einem im Klinikalltag regelmäßig „begegnet"
- Bei Frauen im gebärfähigen Alter ist grundsätzlich invasive Ausschaltung indiziert, unabhängig vom Durchmesser, denn
  - das Rupturrisiko ist nicht kalkulierbar und in der Schwangerschaft erhöht
  - hohe Letalität für Mutter und Kind
- Falsche Aneurysmen oft bei Alkoholabusus, chronischen Entzündungen (Cholezystitis), laparoskopischen Vor-OPs
- Wenn technisch und anatomisch machbar, sollte das endovaskuläre-interventionelle Vorgehen stets bevorzugt werden
- Bei Pseudoaneurysmen steht die Ausschaltung im Vordergrund (z. B. durch Coils), selten ist eine Rekonstruktion möglich und notwendig

Fortsetzung Fallbeispiel
In Anbetracht des kritischen Zustands sowie der multiplen abdominellen Voroperationen hat eine offene Rekonstruktion sicherlich ein sehr hohes Mortalitätsrisiko. Wenn die entsprechende Expertise und Möglichkeit im Haus bestehen, wäre die interventionelle Therapie mittels Embolisation (meist durch Coils) das Vorgehen der Wahl. Durch diesen minimalinvasiven Therapieansatz wären die Überlebenschancen des Patienten deutlich besser als mit einer offenen Rekonstruktion.

Pfortaderthrombose

44

Die Pfortaderthrombose wird in aller Regel primär gastroenterologisch, ggf. auch viszeralchirurgisch diagnostiziert und therapiert. Die Gefäßchirurgie wird nur sehr selten konsiliarisch kontaktiert, weshalb man sich nochmal die Anatomie (Abb. 44.1) ins Gedächtnis zurückrufen sollte (man vergisst es so schnell, wenn man nicht regelmäßig damit zu tun hat).

Fallbeispiel
Ein 23-jähriger junger Mann wurde nach einer Schlägerei mit einem schweren Abdominaltrauma über den Schockraum direkt in den OP gebracht. Hier zeigt sich eine Ruptur des linken Leberlappens mit diffuser Blutung, weshalb die Pfortader zur Blutungskontrolle während der Lebernaht und -teilresektion mit einem Tourniquet komprimiert wurde. Nach Freigabe zeigt sich eine Thrombose des linken Pfortaderastes, der rechte ist frei, die A. hepatica propria ist ebenfalls thrombusfrei. Empfehlen Sie eine Thrombektomie des linken Pfortaderastes?

Definition
- Akute oder chronische Thrombose der Vena portae (VP)

Typischer Patient
- Oft bereits mehrfach voroperiert
  - Laparotomie/Re-Laparotomie führt zu Adhäsionen/Strikturen
  - Laparoskopie kann aufgrund des Pneumo-Peritoneums zu Abflussstörungen führen
- Meist entzündliche oder maligne Erkrankungen der Bauchorgane bekannt
  - Leberzirrhose
  - Pankreatitis/Pankreaskarzinom
  - Hepatitis/Leberzell-Ca
  - Gallengangs-Ca

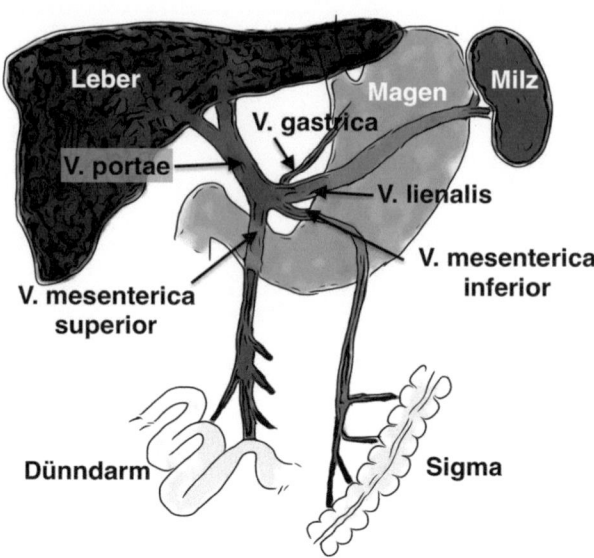

Abb. 44.1 Schematische Darstellung der V. portae und ihrer Zuflüsse

- Appendizitis/Divertikulitis
- Colon-Ca
• Thrombophilie (vielfach paraneoplastisch)

Typische Situation im Dienst
• Meist Konsilanfrage aus Viszeralchirurgie oder Gastroenterologie
• Oft auch Zufallsbefund einer Thrombose der VP in Bildgebung
• Selten Anruf aus OP mit Bitte einer Befundbeurteilung nach Laparotomie
• In „Leberzentren" als Komplikation nach Transplantation mögliche Indikation zum gefäßchirurgischen Standby

Diagnostik
• Anamnese
  - entzündliche Baucherkrankung oder Leberzirrhose vorbestehend
  - Pankreatitis und Alkoholabusus sind eine häufige Kombination
• Klinische Untersuchung
  - selten akutes Abdomen
  - oft relativ unauffällige Untersuchungsbefunde
• Labor
  - Gerinnungsparameter (Leberfunktion)
  - D-Dimere (erhöht bei Thrombosen)
  - Leberwerte

44 Pfortaderthrombose

- Sonografie
  - bei guten Schallbedingungen oft eindeutig darstellbar
  - schwierig bei Meteorismus und adipösen Bauchdecken
- CT
  - zur Diagnosesicherung unbedingt empfohlen
  - zur invasiven Therapieplanung
  - grundsätzlich mit **arterieller** und **venöser** Phase
  - gute Darstellung der Thrombose sowie aller umgebenden Strukturen
  - Beurteilung der Leberperfusion
  - Beurteilung/Ausmaß einer Leberzirrhose
- Gastroskopie
  - Ausschluss/Nachweis von Ösophagusvarizen
- Rektoskopie
  - Hämorrhoiden (typischer Umgehungskreislauf)

Therapie
- Konservativ
  - Indikationen:
    asymptomatischer Patient
    kurzstreckige Thrombosen mit guter Kollateralfunktion
    inoperabler Patient
    infauste Gesamtprognose
  - Vorgehen:
    Schmerztherapie
    therapeutische Heparinisierung
    Antikoagulation mit Phenprocoumon oder Rivaroxaban dauerhaft
      →oft spontane Rekanalisation
      →aber hohes Rezidivrisiko
- Interventionell
  - Indikationen:
    gesicherte akute Thrombose mit ausgeprägten portalvenösen Stauungszeichen
    große/größenprogrediente Ösophagusvarizen
    Leberversagen
    drohende mesenteriale Infarzierungen
  - Vorgehen:
    systemische Lysetherapie oder
    lokale Lysetherapie über V. mesenterica superior (Rückstromprinzip)
    mechanische Rekanalisation inkl. Stentimplantation
      →meist als Bridging oder auch
      →in palliativer Intention
    transjugulärer portosystemischer Shunt (TIPSS)
      →interventionelles Verfahren, bei dem eine Kurzschlussverbindung zwischen Lebervenen und Pfortader (meist dem rechten Ast) über einen Metallstent angelegt wird

- Operativ
  - Indikationen:
  frustraner Interventionsversuch
  Darminfarzierung
  Leberversagen
  progrediente/rupturgefährdete Ösophagusvarizen
  - Vorgehen:
  Thrombektomie
  Pfortaderersatz bei Tumorinfiltration
  →Teilresektion und End-zu-End-Anastomosierung
  →Anlage eines Interponats/Bypass
  Darmteilresektion bei Infarzierung
  Lebertransplantation

Hintergrunddienst nachts anrufen?
- Selten notwendig, da Indikation für notfallmäßige Revaskularisation nur in Ausnahmefällen vorliegt

Tipps und Tricks
- Oft chronisch und Zufallsbefund ohne Handlungsbedarf
- Chronische Folgen einer Pfortaderthrombose sind allerdings nicht zu unterschätzen (Ösophagusvarizen, rektale Blutungen)
- Darminfarzierungen sind sehr selten und meist nur bei Mitbeteiligung der Mesenterialvenen
- Das Budd-Chiari-Syndrom sollte man in diesem Zusammenhang kennen:
  - Abflussstörung/Thrombosierung der Lebervenen bis zur V. cava
  - Ätiologie vielfältig, meist Kombination aus Thrombophilie und Organerkrankungen (Malignome!)
- Bei komplexen bzw. unklaren Befunden Kontaktaufnahme mit einem „Leberzentrum" so früh als möglich

Fortsetzung Fallbeispiel
Eine Thrombektomie müssten Sie nur durchführen, wenn sowohl die Pfortader (beide Äste) als auch die A. hepatica propria verschlossen oder durchtrennt wären. Im geschilderten Fall hingegen ist lediglich der linke Pfortaderast verschlossen, welcher zudem den verletzten und teilresezierten Leberlappen versorgt. Daher ist eine Thrombektomie nicht indiziert, wäre in diesem Fall sogar kontraindiziert. Stichwort „Damage Control": bei einem derart polytraumatisierten Patienten sollte der operative Eingriff so kurz als möglich sein und sich auf zwingend zu versorgende schwerste Verletzungen konzentrieren. Hauptziel ist das Überleben des Patienten („ihn lebend vom Tisch bekommen"). Nach erfolgreicher Stabilisierung können im Verlauf ggf. immer noch weitere Verletzungen und Traumafolgen versorgt werden, aber nicht in der Notfallsituation.

Thrombose der Mesenterialvenen 45

Die Thrombose der Mesenterialvenen (Abb. 45.1) gehört, wie die Pfortaderthrombose, ins gastroenterologische und viszeralchirurgische Aufgabengebiet. Dieses seltene Krankheitsbild ist bis auf wenige Ausnahmefälle konservativ therapierbar und wird häufig durch maligne oder entzündliche Darm- bzw. Lebererkrankungen verursacht.

Fallbeispiel
Der diensthabende Radiologie kontaktiert Sie, da er gerade die CT-Untersuchung eines internistischen Patienten mit einer akuten Pankreatitis äthyltoxischer Genese befundet. Hier fällt ihm eine kurzstreckige Thrombose der V. mesenterica superior auf, Pfortader und V. mesenterica inferior sind thrombusfrei, der Darm ist unauffällig. Zwischenzeitlich haben auch die zuständigen Kollegen aus der Gastroenterologie eine Konsilanfrage erstellt und bitten um Therapieempfehlung. Was schreiben Sie?

Definition
- Thrombose einer oder mehrerer Mesenterialvenen mit resultierender mesenterialer Infarzierung (Infarkt = arterielles Zustromproblem, **Infarzierung = venöses Abstromproblem**)
- Betroffene Venen:
  - V. mesenterica superior
  - V. mesenterica inferior
  - V. portae

Typischer Patient
- Unklare abdominelle Schmerzen
- Symptomatik schon einige Tage bestehend (im Vergleich zum arteriellen Verschluss, der akut abläuft)

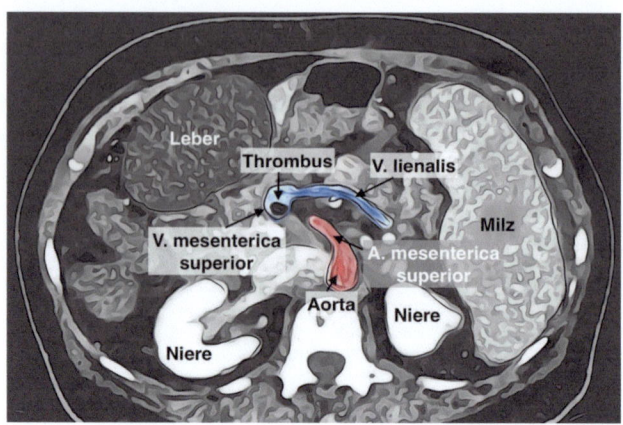

Abb. 45.1 Schematische Darstellung einer Thrombose der V. mesenterica superior am Confluens der V. mesenterica inferior und V. lienalis

- Entzündliche Baucherkrankung aktuell oder anamnestisch (Pankreatitis, Cholangitis, Hepatitis, Divertikulitis, Colon-Ca)
- Z. n. kürzlich erfolgter viszeralchirurgischer OP
- Z. n. stumpfem Bauchtrauma (= posttraumatisch)
- Thrombophilie (= paraneoplastisch)

Typische Situation im Dienst
- Meist zunächst internistische oder viszeralchirurgische Abklärung und Aufnahme
- Konsilanfrage wegen Bauchschmerzen und im CT sichtbarer Thrombose

Diagnostik
- Klinische Untersuchung
  - meist blander körperlicher Untersuchungsbefund
  - gering- bis mäßiggradiger abdomineller Druckschmerz
  - selten Abwehrspannung und „bretthartte" Bauchdecke
  - spricht für akutes Abdomen bei Perforation/Peritonitis

- Labor
  - Blutbild (Anämie, Thrombozytose, Leukozytose)
  - Gerinnung
  - D-Dimere

- EKG
  - meist unauffällig
  - keine Arrhythmien (wie bei arteriellen Embolien häufig beobachtet)

- CT
  - mit arterieller und venöser Phase

- Phlebo-/Angiografie
  - nur bei geplanter Intervention

Therapie
- Konservativ
  - Indikationen:
    geringe Schmerzsymptomatik
    Ausschluss Darmischämie, -perforation
  - Vorgehen:
    Heparin
    →bevorzugt über Perfusor
    →in >70 % der Fälle erfolgreich durchführbar
    →sehr gute Spontanrekanalisation
    →alternativ auch NMH gewichtsadaptiert
    Schmerzmedikation
    →Paracetamol bei leichten Schmerzen
    →Piritramid oder Morphin bei stärkeren Schmerzen
    Antibiose bei Infekt
    → wichtig hier: Wirksamkeit gegen Anaerobier
    Piperacillin/Tazobactam (z. B. Tazobac®) 4 g/0,5 g 1–1–1(–1)
    bei Penicillinallergie Meropenem (z. B. Meronem®) 1 g 1–1–1(–1)
- Interventionell
  - Indikationen:
    frustraner konservativer Therapieversuch
    zunehmende Schmerzsymptomatik
    (beginnende) Infarzierung
    wenn V. a. simultanes arterielles Zustromproblem
  - Vorgehen:
    Phlebo-/Angiografie in Interventionsbereitschaft
    intravasale Lysetherapie
    ggf. perkutane transluminale Angioplastie (PTA)/Stent, um die Perfusion zügig zu verbessern und die Dauer der Laparotomie zu verkürzen
- Operativ
  - Indikationen:
    Darmischämie
    Darmgangrän
    V. a. Perforation
    „akutes Abdomen"
  - Vorgehen:
    Indikation zur (Probe)Laparotomie großzügig stellen
    Thrombektomie
    → hohes Sofortverschlussrisiko bei venöser Thrombektomie
    → arterielle Thrombektomie essenziell, evtl. mit Patch/Bypass
    Darmresektion bei Gangrän
    „Second Look" nach Maßgabe des Operateurs

Hintergrunddienst nachts anrufen?
- Selten notwendig, da Patienten meist stabil und Procedere von Viszeralchirurgen festgelegt wird.
- Wenn allerdings Kollegen während eines viszeralchirurgischen Eingriffs einen Gefäßchirurgen benötigen oder es vorwarnend ankündigen, sollte man den Hintergrund hierüber informieren.

Tipps und Tricks
- Der Unterschied zwischen Infarkt und Infarzierung ist eher akademisch
  - Infarkt entsteht durch arterielles Zustromproblem
  - Infarzierung ist Folge eines venösen Abstromproblems
- Meist zeigt sich erst intraoperativ, ob ein arterielles oder venöses (bzw. kombiniertes) Problem vorliegt
- Die Mehrzahl der isolierten Mesenterialvenenthrombosen ist erfolgreich konservativ behandelbar
- **Cave:** Zeitnot bei Mesenterialinfarkt! Keine präoperative Verzögerung durch Diagnostik bei Wunsch auf genaue Kenntnis der Ätiologie! Das Wissen, ob ein arterielles oder venöses Problem vorliegt, ändert nichts am Vorgehen. Allerdings kann die Zeitverzögerung bis zur Laparotomie die Prognose des Patienten erheblich verschlechtern.

Fortsetzung Fallbeispiel
Auch wenn es vielfach anders gehandhabt wird, sollte man sich den Patienten nicht nur bildmorphologisch, sondern auch klinisch anschauen. Der Patient ist in einem sehr reduzierten Zustand, kachektisch und hat eine prallelastische Bauchdecke ohne Zeichen für einen Peritonismus. Die Indikation für eine operative oder interventionelle Rekanalisation besteht nicht, je nach Begleiterkrankungen kann allerdings die Gabe von Heparin therapeutisch erfolgen. Im Vordergrund steht sicherlich die Behandlung der Pankreatitis mittels Nahrungskarenz und Infusionstherapie, zudem ggf. auch weitere Abklärung und Tumorsuche.

Teil XI
Komplikationen

Postoperativer Karotisverschluss

46

Der postoperative Karotisverschluss (Abb. 46.1), eine glücklicherweise seltene Komplikation eines Karotiseingriffs, ereignet sich in der Mehrzahl der Fälle innerhalb der ersten Stunden postoperativ, teilweise noch im OP-Saal. In der überwiegenden Mehrzahl der Fälle sind technische Fehler ursächlich, meist Anastomosenstenosen oder Embolisationen während der Präparation oder nach Freigabe der Anastomose.

Fallbeispiel
Bei einem 68-jährigen Patienten wurde eine operative Karotisrekonstruktion rechts mit unauffälligem intraoperativen Verlauf durchgeführt. Sie waren 1. Assistent und haben die Hautnaht gemacht, während der operierende Oberarzt bereits abgetreten ist und die OP-Dokumentation durchführt. Nach Extubation fällt eine Schwäche des linken Armes und angedeutet auch des linken Beines auf. Der Oberarzt ist telefonisch nicht erreichbar und der Anästhesist fragt Sie, ob er den Patienten gleich ins CT fahren soll. Was machen Sie?

Definition
- Verschluss der Karotiden, meist Arteria carotis interna (ACI), seltener Arteria carotis externa (ACE) oder communis (ACC)
- Direkt im Anschluss an die operative Rekonstruktion

Typischer Patient
- Patient unmittelbar nach operativer Karotisrekonstruktion
- Häufiger bei symptomatischen als bei asymptomatischen Stenosen
- Frauen, Diabetiker und Rezidivstenosen ebenfalls häufiger betroffen

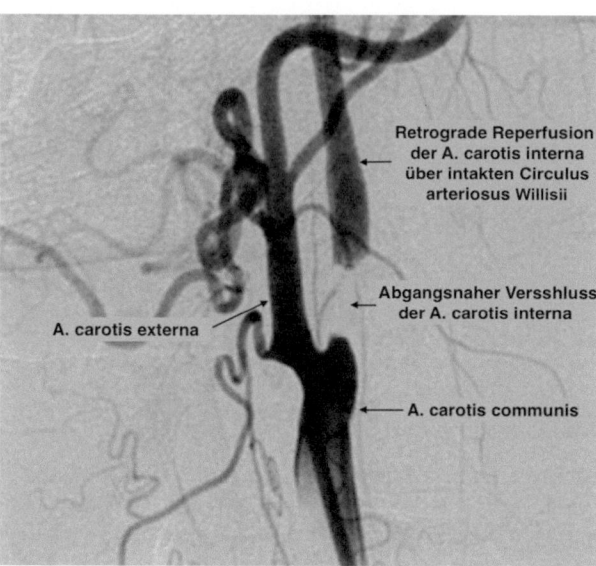

Abb. 46.1 Angiografische Darstellung eines akuten postoperativen Verschlusses der Arteria carotis interna (ACI) nach Eversionsendarteriektomie

Typische Situation im Dienst
- Neurologisch auffälliger Patient im Aufwachraum, auf Intensiv- bzw. Normalstation
- Teilweise bereits direkt während der Operation (Regionalanästhesie) bzw. nach Extubation (Vollnarkose mit Neuromonitoring und/oder Shunt) neurologische Auffälligkeiten im Sinne einer ipsilateralen Ischämie im Mediastromgebiet

Diagnostik
- Klinische Untersuchung
  - wenn noch im OP-Saal, dann ausreichend
  - keine weitere Diagnostik und direkt explorieren
- Sonografie
  - nur orientierend
  - zur Diagnosesicherung Schnittbildgebung indiziert
- CCT und CTA
  - wenn Symptomatik außerhalb vom OP
  - dringend und ohne großen Zeitverlust: Time is brain!

Therapie
- Konservativ
  - Indikationen:
    wenn in CTA Ausschluss eines extra- sowie intrakraniellen Karotisverschlusses und

keine Embolie sichtbar
kein Infarkt, sondern Einblutung (direkt postoperativ oft hypertensive Entgleisungen)
wenn massiver Infarkt und Befund mit Leben nicht vereinbar (mutmaßlicher Patientenwunsch entscheidet)
- Vorgehen:
Überwachung auf Stroke Unit
CCT-Kontrollen
strenges RR-Monitoring (hypo- und hypertensive Krisen müssen verhindert werden)
- Interventionell
  - Indikationen:
  bei isolierter Dissektion im OP-Gebiet
  bei Embolisation nach intrakraniell
  wenn OP schon länger zurückliegt und starke Vernarbungen
  bei Patientenwunsch
  - Vorgehen:
  Stentimplantation prinzipiell möglich, operative Revision sollte allerdings vorgezogen werden
  ggf. Aspirationsthrombektomie
  Lyse kontraindiziert
- Operativ
  - Indikationen:
  fast ausnahmslos indiziert und vorzuziehen
  - Vorgehen:
  Revision der Anastomose und im Bedarfsfall zentrale Thrombektomie (mit Fogarty)
  Hämatomentlastung

Hintergrunddienst nachts anrufen?
- Ohne Kompromisse: Bei Komplikationen nach Karotiseingriffen immer anrufen!

Tipps und Tricks
- Bei Auffälligkeiten direkt postoperativ (noch im OP-Saal) nicht erst weiterführende Diagnostik durchführen lassen, sondern unverzüglich Wunde explorieren und die Anastomose kontrollieren.
- Oft ist bei der operativen Revision die Anlage eines Interponats notwendig. Hierfür wird in aller Regel alloplastisches Material verwendet, die ACE kann und wird oft aufgrund der besseren Anastomosengeometrie ligiert sowie abgesetzt.

Fortsetzung Fallbeispiel
Da der intraoperative Verlauf unauffällig war, ist mit großer Wahrscheinlichkeit ein technisches Problem aufgetreten, vermutlich hat sich die thrombendarteriektomierte A. carotis akut verschlossen. Eine CT-Diagnostik ist nicht indiziert, hierdurch käme es nur zu einem unnötigen Zeitverlust. Sie bitten den Anästhesisten, den Patienten im Saal zu lassen, zu narkotisieren und die OP-Pflege, alles für einen sofortigen Revisionseingriff vorzubereiten.

Bypassverschluss 47

Der Bypassverschluss ist ein akuter Notfall, der im akuten Ischämiestadium nach Rutherford IIb zügig versorgt werden muss. Andernfalls besteht bei prolongierter und schließlich irreversibler Ischämie die Gefahr des Extremitätenverlustes (Abb. 47.1).

Fallbeispiel
Eine 62-jährige Raucherin wird vom Hausarzt eingewiesen, weil dieser einen erneuten Verschluss ihres femoropoplitealen Bypasses vermutet. Sie berichtet Ihnen über belastungsabhängige Schmerzen mit einer Reduzierung der Gehstrecke auf 50 m. Vorher konnte sie ohne Probleme viele Kilometer laufen. Die Anlage eines Kunststoff-Bypasses bis unterhalb des Kniegelenks (=FP-III-PTFE) erfolgte vor 2 Jahren auswärts, ebenfalls aufgrund belastungsabhängiger Wadenschmerzen. Bei der Untersuchung ist der betroffene Fuß warm, die Sensomotorik komplett intakt, der ABI beträgt 0,6, sonografisch ist der Bypass verschlossen, die A. poplitea ist monophasisch. Veranlassen Sie eine CTA und organisieren die invasive Revaskularisation?

Definition
- Verschluss eines vaskulären Trans-/Implantats
- Akut oder chronisch

Typischer Patient
- Oft handelt es sich um „alte Bekannte", die immer wieder kommen.
- Typischer „Gefäßpatient" mit kardiovaskulärem Risikoprofil und nach multiplen vaskulären Interventionen/Rekonstruktionen

Typische Situation im Dienst
- Patienten kommen oft schon mit der Diagnose eines Bypassverschlusses in die Klinik/Notaufnahme, da sie die Symptomatik genau kennen.
- Teilweise aber auch erstes Verschlussereignis oder
- Sofortverschluss nach OP während desselben stationären Aufenthaltes

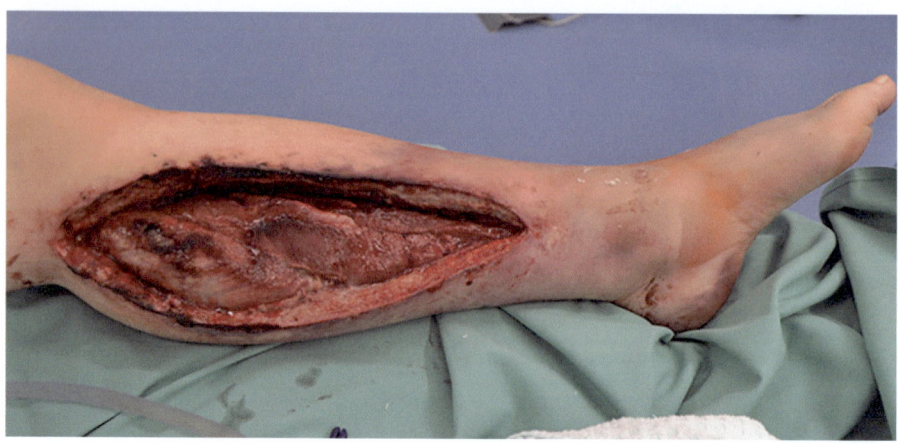

Abb. 47.1 Irreversible Ischämie des linken Unterschenkels bei prolongierter Ischämie und Z. n. Bypassrevision mit Fasziotomie. Typisch sind die avitalen neurotischen Wundränder sowie die lehmartig veränderte Muskulatur

Diagnostik
- Klinische Untersuchung
  - im Seitenvergleich kühlerer Fuß
  - evtl. livide verfärbt
  - Sensomotorik reduziert/aufgehoben
  - OP-Wunden/-Narben betrachten:
    Anastomosenaneurysma?
    Infekt?
    Hämatom?
    Serom?
    Dehiszenz?
    Prothese sichtbar?
- Doppler-Verschlussdruckmessung
  - meist ABI < 0,3 oder nicht darstellbar
- Sonografie
  - wenn Befund eindeutig, kann weitere Therapie indiziert werden
- CT-Angiografie
  - zur Therapieplanung bei unklaren Befunden oder
  - bei zentralen Verschlüssen

Therapie
- Konservativ
  - Indikationen:
    wenn asymptomatisch (selten), dann konservative Therapie diskutieren
    bei geringer Symptomatik (Rutherford I)
    bei Rutherford III und Ablehnung einer Amputation

- Vorgehen:
  initial Heparin als Bolus, meist 5000 IE
  dann über Perfusor, PTT 60–80
  palliative Schmerztherapie mittels Morphinperfusor
  →1–2 mg/h über Perfusor (1 mg/ ml, Laufrate 1–2 ml/h)
- Interventionell
  - Indikationen:
    bei geringer Symptomatik (Rutherford I und IIa) mit elektiver Therapieplanung
  - Vorgehen:
    Lyse oder
    Aspirationsthrombektomie
- Operativ
  - Indikationen:
    bei mäßig kompensierter Symptomatik (Rutherford IIa/b)
    bei dekompensierter/irreversibler Ischämie (Rutherford III)
  - Vorgehen:
    Thrombektomie
    Bypassanlage
    Fasziotomie
    Amputation bei irreversibler Ischämie
    →andernfalls Gefahr des Exitus letalis bei systemischem Reperfusionssyndrom

Hintergrunddienst nachts anrufen?
- Bei einer kompensierten Situation kann bis zum nächsten Morgen gewartet und der Patient auf Station mit einem Heparinperfusor versorgt werden.
- Eine Lyse kann man mit Rücksprache der Radiologie auch selbst veranlassen, aber möglichst nicht mitten in der Nacht damit beginnen. Das Komplikationsrisiko ist deutlich erhöht und selten gerechtfertigt.
- Bei kritischer Ischämie (Rutherford IIb), Blutungskomplikation oder V. a. Kompartmentsyndrom ist eine notfallmäßige Revision indiziert und der Hintergrunddienst zwingend zu kontaktieren.

Tipps und Tricks
- Nicht jeder Bypassverschluss, der in der Bildgebung auffällt (z. B. in CTA aus anderen Gründen), ist akut und behandlungsbedürftig
- Typisch ist z. B. der zentralisierte Patient mit akutem Myokardinfarkt nach erfolgreicher Reanimation und nun kühlen Extremitäten bei Verschluss eines femoropoplitealen Bypasses in der CTA. Nicht selten stellt er sich dann intraoperativ bzw. bei der Intervention als nicht passierbar und alt verschlossen dar. Hier empfiehlt sich ein zurückhaltendes Vorgehen mit zunächst konservativem Therapieansatz. Nach Rekompensation der kardialen Situation verbessert sich oft auch die Perfusion der Peripherie wieder und gelangt zum Ausgangsbefund (vor Herz-Kreislauf-Versagen und Reanimation) zurück
- Fasziotomie bei jeder operativen Gefäßrekonstruktion großzügig indizieren

Fortsetzung Fallbeispiel
Bei einem infragenualen femoropoplitealen Kunststoff-Bypass und einer akuten Ischämie im Stadium Rutherford I sowie einer schmerzfreien Gehstrecke von 50 m wäre die konservative Therapie das Vorgehen der Wahl. Daher hätte eine CT-Angiografie keine Konsequenz und sowohl Strahlen- als auch Kontrastmittelbelastung sollten vermieden werden. Eine invasive Therapie hätte das Risiko einer Komplikation mit Verschlechterung der Symptomatik, was nur im fortgeschrittenen Stadium einer Ischämie (Rutherford IIa oder b) indiziert wäre. Viele Patienten sind nach dem Akutstadium deutlich beschwerdegebessert und können durch strukturiertes Gehtraining eine bessere Situation erreichen als durch mehrmalige Bypassrevisionen. Mit jedem erneuten Bypassverschluss und nachfolgender Revision steigt das Komplikationsrisiko, was letztlich bis zum Extremitätenverlust führen kann.

Bypassinfekt 48

Der Infekt eines Bypasses (Abb. 48.1) ist auf alloplastische Implantate beschränkt und bedarf häufig einer Explantation mit autologer und/oder extraanatomischer Rekonstruktion.

Fallbeispiel
Ein „alter Bekannter" befindet sich in der Notaufnahme. Multiple gefäßchirurgische Eingriffe und Revisionen, zuletzt die operative Revision der proximalen Anastomose eines supragenualen femoropoplitealen Venen-Bypasses links mittels boviner Patchplastik vor 4 Wochen, gehen voraus. Nun wird er aufgrund einer Schwellung und Rötung in der linken Leiste vorstellig. Die OP-Narbe ist dehiszent, es zeigt sich eine putride Sekretion, der Bypassverlauf am Oberschenkel imponiert klinisch als geröteter Strang. Sie wollen wissen, ob der Bypass offen ist, was bereits klinisch bei tastbaren Fußpulsen und warmem Fuß bestätigt werden kann. Im CT zeigt sich ein lokalisierter Verhalt mit Lufteinschlüssen in der Leiste, der Bypass ist perfundiert und am Oberschenkel ohne umgebenden Flüssigkeitssaum. Was tun Sie?

Definition
- Infekt eines Implantats durch Krankheitserreger
- Meist lokal entstehend, selten systemische septische Streuung

Typischer Patient
- Patient nach Bypassanlage
- Fast ausnahmslos alloplastische Implantate
- Kürzliche Bypassanlage mit Wundheilungsstörungen
- Schon länger zurückliegend mit bekannten Aneursymata (meist Leiste)
- Diabetiker und Raucher gefährdet, zudem adipöse und sehr schlanke Patienten

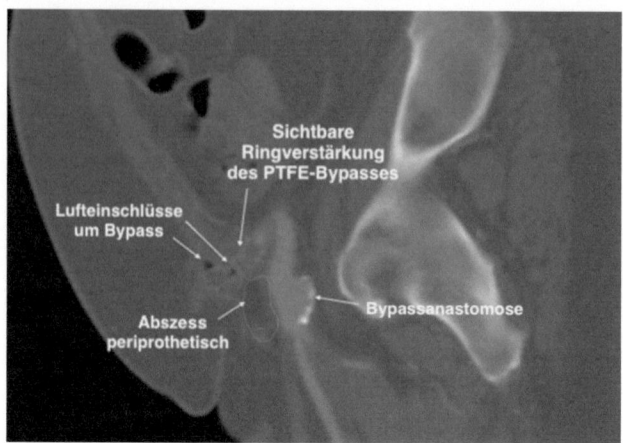

Abb. 48.1 CTA eines infizierten Crossover-Bypasses mit Lufteinschlüssen und Abszedierung um den Bypass herum

Typische Situation im Dienst
- Patient kurz nach Bypassanlage auf Station mit jetzt auffälligen Wunden, putrider Sekretion, Fieber oder
- Einweisung vom Niedergelassenen bei Z. n. Bypassanlage und o.g. Befunden
- Vorstellung über Notaufnahme mit zunehmenden Schmerzen im Bereich der OP-Wunden bzw. -Narben
- Hämorrhagischer Schock bei Blutung im Anastomosenbereich eines Bypasses (meist Leiste)

Diagnostik
- Klinische Untersuchung
  - bereits äußerlich sichtbare Rötung im Verlauf des Bypasses
  - Rötung und Dehiszenz im Wundbereich
  - pulsierende Schwellung bei Anastomosenaneurysma
  - oft Kombination Infekt mit Verschluss, daher auch auf Ischämiezeichen achten
- Labor
  - Entzündungswerte (Leukozyten, CRP, Procalcitonin PCT)
- Bakteriologische Untersuchungen
  - Abstrich
- Sonografie
  - echoarmer bzw. -freier Saum um Bypass in Kombination mit Infektzeichen spricht mit großer Wahrscheinlichkeit für einen Bypassinfekt
- CT-Angiografie
  - Diagnostikum der Wahl
  - für Infekt sprechen Abszesse, Lufteinschlüsse, KM-aufnehmende Formationen um Bypass

48 Bypassinfekt

- Bypassverschluss sichtbar
- Arrosionsblutungen sichtbar
- bei nicht eindeutiger Diagnostik ggf. noch PET-CT (Positronen-Emissions-Tomographie)-CT

Therapie
- Konservativ
  - Indikationen:
    äußerlich blander Befund und
    keine systemischen Infektzeichen
    kein bzw. gut kompensierter Verschluss
    bevorzugt bei autologen Bypässen
  - Vorgehen:
    Antibiose, meist i.v. mit breitem Spektrum, z. B. Piperacillin/Tazobactam (z. B. Tazobac®) 4 g/0,5 g 4×täglich
    Kühlung
    Schmerztherapie
- Interventionell
  - Indikationen:
    Bypassverschluss mäßig kompensiert (Rutherford I und IIa)
    lokal begrenzte Abszessbildung
    retroperitoneale Abszedierung in unmittelbarer Nähe zu aorto- oder iliakofemoralen Rekonstruktionen
    inoperabler Patient bei Arrosionsblutung
  - Vorgehen:
    Bypasslyse, z. B. mit Actilyse®
    Abszesspunktion und bakteriologische Untersuchung
    perkutane Einlage einer Saug-/Spüldrainage
    Implantation eines beschichteten Stents/einer Stentprothese bei Blutung zum Bridging
- Operativ
  - Indikationen:
    massive Blutung im Anastomosenbereich
    Bypass auf kompletter Länge infiziert mit systemischen Infektzeichen
    dekompensierte oder irreversible Ischämie
  - Vorgehen:
    Bypassexplantation mit Anlage eines VAC-Verbandes
    anatomische Rekonstruktion, wenn autolog/xenogen möglich
    extraanatomische Rekonstruktion, z. B. axillofemoral oder Obturatorbypass, wenn nur alloplastisch möglich
    Ablatio major bei irreversibler Ischämie

Hintergrunddienst nachts anrufen?
- In den meisten Fällen genügt es, den Patienten stationär aufzunehmen, ihm Antibiotika zu geben und bei der Frühvisite zu berichten. Eine notfallmäßige OP-Indikation besteht selten.
- Bei Arrosionsblutung, septischem Krankheitsbild, kritischer Ischämie bei Bypassverschluss (Rutherford IIb) sollte der Hintergrund informiert werden.

Tipps und Tricks
- Keine Punktion eines unverdächtigen Seroms vornehmen, da es hierbei zur Keimkontamination kommen kann
- Echofreier Saum um einen Kunststoff-Bypass kann eine sterile „Perigraftreaktion" sein. Auch hier gilt: Keine Punktion vornehmen, wenn äußerlich völlig reizlos und keinerlei lokale oder systemische Infektzeichen
- Auffällige Wund-/Narbenverhältnisse sollten niemals unter unsterilen Bedingungen auf Station gespreizt werden, sondern grundsätzlich im OP und unter sterilen Kautelen

Fortsetzung Fallbeispiel
Sie indizieren die operative Leistenrevision und verordnen ein Antibiotikum. Der Eingriff hat zwingend unter sterilen Kautelen und in Vollnarkose stattzufinden. Das Bein sollte komplett abgewaschen werden, im Idealfall auch das kontralaterale Bein, um hier eventuell die Vena saphena magna entnehmen zu können. Wenn sich nur ein Abszess zeigt, kann dieser eventuell entlastet und zunächst mittels offener Wundbehandlung kuriert werden. In den allermeisten Fällen sind allerdings eine Explantation des Bypasses und eine autogene Rekonstruktion notwendig.

Postoperative Nachblutung

49

Schwere postoperative Blutungskomplikationen (Abb. 49.1) aus der eigenen, aber auch intraoperative schwer kontrollierbare Blutungen fachfremder Abteilungen sind Business der Gefäßchirurgie. Da sollte man immer und insbesondere „ohne zu murren" helfen, auch wenn vorher kein gefäßchirurgischer „Standby" angemeldet war.

Fallbeispiel
Sie werden zu einer 78-jährigen multimorbiden Patientin, die am heutigen Tag eine Femoralisgabel-Thrombendarteriektomie mit Patchplastik erhalten hat, gerufen. Sie ist kreislaufinstabil, hat einen systolischen Blutdruck von 100 mmHg und eine Herzfrequenz von 120/min, die Redondrainage ist voll, die operierte Leiste weist ein großes Hämatom mit praller Weichteilschwellung auf. Die zuständige Pflegekraft berichtet von einem Hämoglobinwert von 6,2 g/dl und fragt, ob die Patientin eine CTA braucht. Was antworten Sie?

Definition
- Blutungen/Nachblutungen sind eine häufige Komplikation nach operativen Eingriffen, insbesondere in der Gefäßchirurgie.
- Unterschieden werden diffuse Blutungen (oft konservativ behandelbar) und Anastomoseninsuffizienzen (revisionspflichtig).

Typischer Patient
- Oft ältere Patienten mit vorbestehender Antikoagulation
- Rezidiveingriffe
- Aufwendige Rekonstruktionen
- Zentrale > periphere Eingriffe

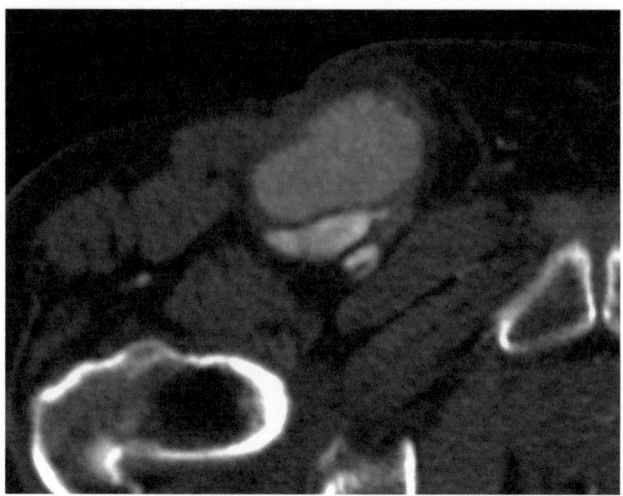

Abb. 49.1 Postoperative Nachblutung nach Femoralis-Patchplastik und nachfolgender notfallmäßiger operativer Revision und Blutstillung

Typische Situation im Dienst
- Hämatom im OP-Gebiet, Schmerzen, evtl. Kreislaufproblematik
- Schluckstörungen, ggf. Atemnot bei Karotiseingriffen
- Bei zentralen Eingriffen oft als Notfall auf Station bzw. Intensivstation mit Kreislaufinstabilität als Hinweis auf eine relevante Blutung
- Durchgebluteter Verband nach Zehenamputation
- Hämatom in der Leiste nach Femoralis-Thrombendarteriektomie

Diagnostik
- Klinischer Befund
  - ist meist entscheidend
  - sichtbares Hämatom
  - Blutung aus OP-Wunde
  - pulsierende Schwellung
  - Kreislaufinstabilität
  - Cave: Kein Zeitverlust durch weiterführende Diagnostik, wenn Patient instabil!
- Labor (Blutbild, Gerinnung)
- Sonografie
  - Ausdehnung des Hämatoms
  - aktive Blutung
- CT-Angiografie
  - Diagnostikum der Wahl, wenn Patient stabil und zentraler Eingriff vorausgehend
  - keine Zeitverzögerung bei eindeutiger Blutungskomplikation und Kreislaufinstabilität

Therapie
- Konservativ
  - Indikationen:
  bei diffuser Blutung aufgrund Gerinnungsstörung und
  Ausschluss einer Anastomoseninsuffizienz
  keine Kreislaufrelevanz
  - Vorgehen:
  Pausierung der Antikoagulation
  ggf. Gabe von Protamin oder PPSB
  Kompression (Sandsack Leiste)
- Interventionell
  - Indikationen:
  Blutung aus Seitenast oder Dissektion/Perforation nach perkutaner transluminaler Angioplastie (PTA)
  Blutung intrazerebral nach Karotiseingriff
  - Vorgehen:
  Einsetzung eines beschichteten Stents
  Embolisation mit Coils/Alkohol
- Operativ
  - Indikationen:
  Patient postoperativ instabil mit zunehmendem Hämatom im OP-Gebiet
  eindeutige Anastomoseninsuffizienz
  Blutung zervikal mit progredienter Dyspnoe/Schluckstörungen
  - Vorgehen:
  Patient im OP-Saal revidieren und Blutung stillen
  vorher ggf. Gerinnung optimieren
  EKs bereitstellen

Hintergrunddienst nachts anrufen?
- Im Zweifel immer Kontaktaufnahme, insbesondere bei
  - Komplikationen einer OP vom gleichen Tag
  - aktiver Blutung
  - großem, prallem Hämatom
  - Spannungsblasen
  - zunehmenden Schmerzen
  - V. a. Anastomoseneinriss oder
  - drohendem Bypassverschluss
  - größenprogredientem Hämatom zervikal mit Kompressionserscheinungen

Tipps und Tricks
- Vorsicht nach zentralen Eingriffen und nach Carotis-OP: Hier können tödliche Komplikationen entstehen, deshalb großzügig und frühzeitig OP indizieren
- Ein instabiler Patient, insbesondere nach zentralem Eingriff, sollte sofort in den OP-Saal gebracht werden

- Bei zervikalen Nachblutungen muss teilweise notfallmäßig (unsteril) das Nahtmaterial entfernt und das Hämatom entlastet werden, damit der Anästhesist intubieren kann
- Zervikales Hämatom nach Karotiseinriff großzügig und frühzeitig entlasten, da andernfalls schwere Komplikation auf Normalstation entstehen kann
- Ein Leistenhämatom kann teilweise erfolgreich komprimiert werden
- Auch größere Hämatome im Bereich der Extremitäten können mitunter konservativ behandelt werden (Kompression, Sandsack, Gerinnungsoptimierung). Aber engmaschig kontrollieren: Auch wenn die Blutung zum Stillstand kommt, kann durch die Kompression ein Bypassverschluss resultieren
- Nachblutung nach Zehenamputation kann oft komprimiert werden, teilweise auch Umstechen und Koagulieren notwendig und zielführend
- Wenn möglich, sollte am Ende der gefäßchirurgischen OP (nach Freigabe des Blutstroms) Heparin mit Protamin antagonisiert werden
- Bei Nachblutungen immer Gerinnung kontrollieren und ggf. optimieren

Fortsetzung Fallbeispiel
Sie antworten der Pflegekraft, dass die Patientin notfallmäßig in den OP muss, ohne Umweg über das CT und legen mit ihr zusammen einen Kompressionsverband an. Die Diagnose einer Nachblutung ist klar und jede Minute Zeitverzögerung verschlechtert die Prognose der Patientin. Sie informieren den Hintergrunddienst, die Kollegen der Anästhesie und die OP-Pflege über die Notfallindikation.

50 Ischämische Kolitis nach Aorteneingriffen

Bei der ischämischen Kolitis (Abb. 50.1) gilt das Motto: Dran denken ist das Wichtigste. Vor allem nach initial unauffälligem postoperativem Verlauf eines offenen Aorteneingriffs und Befundverschlechterung mit zunehmenden abdominellen Schmerzen zwischen dem 3. und 6. postoperativen Tag sollten weiterführende Diagnostika (CTA und Rektoskopie) veranlasst werden.

Fallbeispiel
Ein 83-jähriger Patient mit zunächst komplikationslosem Verlauf nach aortobiiliakaler Y-Prothese bei Aneurysmen der A. iliaca communis bds. und der Aorta abdominalis befindet sich bereits auf Normalstation und hat den Kostaufbau etwas verzögert, aber schließlich problemlos toleriert. Nun klagt er allerdings über zunehmende Bauchschmerzen und die Pflegekraft erzählt, dass er Fieber (38,9°C) hat. Er hat einen Druckschmerz im linken Unterbauch und macht auf Sie einen sehr reduzierten Eindruck. Laborchemisch sind die Entzündungsparameter erhöht, Hämoglobin und Erythrozyten im Normbereich. Was vermuten Sie?

Definition
- Postoperative Kolonischämie nach offenen oder endovaskulären Aorteneingriffen

Typischer Patient
- Patient mit einem infrarenalen Aortenaneurysma und Z. n. operativer Versorgung innerhalb der letzten Tage
- Meist zusätzlich bestehende Stenosen der Viszeralarterien (meist Arteria mesenterica superior [(AMS)] bzw. Iliakalarterien (Arteria iliaca interna [AII])
- Typisches kardiovaskuläres Risikoprofil, wobei Nikotinabusus im Vordergrund steht
- Intraoperative Ligatur oder Überstentung der Iliakalarterien

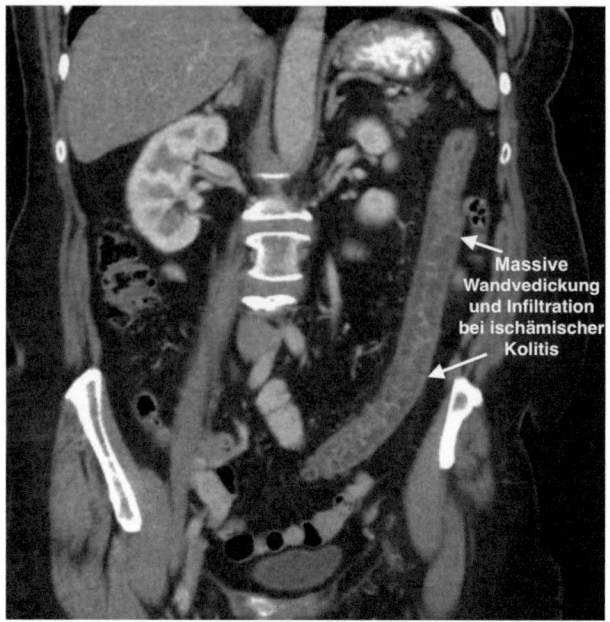

Abb. 50.1 Bei einem Patienten mit ischämischer Kolitis des Colon descendens und sigmoideum zeigt sich im CT die massive Wandverdickung und Infiltration

Typische Situation im Dienst
- Zunehmende abdominelle Schmerzen nach Aorteneingriff
  - zeitlich meist 3.–5. postoperativer Tag
  - lokalisiert im linken Mittel-/Unterbauch
- Zustandsverschlechterung des Patienten nach unmittelbar postoperativ zunächst unauffälligem Verlauf
- Fieber, (blutige) Durchfällen und steigende Entzündungsparametern am 2.–3. postoperativen Tag

Diagnostik
- Klinische Untersuchung
  - Patient oft in sehr reduziertem Zustand
  - Druckschmerz im linken Unter-/Mittelbauch
  - Peritonismus
- Labor
  - Leukozytose, teilweise auch -penie, erhöhte Entzündungswerte (CRP, PCT)
  - Thrombopenie, Quick erniedrigt
- Blutkultur
  - bei Fieber und/oder Schüttelfrost
- Sonografie
  - verdickte Darmwand
  - aber meist wenig aussagekräftig bei Meteorismus

- CT-Angiografie
  - schnelle und zuverlässige Beurteilung von Darm und Gefäßen
  - Lage der Prothese und Offenheit sichtbar
  - verdickte Darmwand darstellbar, ggf. mit Lufteinschlüssen
  - Perfusionsstörung sichtbar
  - freie Luft bei Perforation
- Rektoskopie
  - ischämische Schleimhaut sichtbar
  - als Diagnosesicherung sinnvoll

Therapie
- Konservativ
  - Indikationen:
    bei geringgradigen Veränderungen
    Beschwerderegredienz
    Ausschluss einer Sepsis
    Ausschluss einer (drohenden) Darmwandperforation
  - Vorgehen:
    i.v. Antibiose
      Breitspektrum inkl. Anaerobierwirksamkeit
      Piperacillin/Tazobactam (z. B. Tazobac®) 4 g/0,5 g 1–1–1(–1)
      Meropenem (z. B. Meronem®) 1 g 1–1–1(–1)
    Heparinperfusor
    Schmerztherapie
    Nahrungskarenz und Infusionstherapie
    ggf. Prostaglandin® 2×40 µg
- Interventionell
  - Indikationen:
    bei Stenosen der Viszeral- oder Iliakalarterien
    bei thrombotischen Verschlüssen
  - Vorgehen:
    perkutane transluminale Angioplastie (PTA)
    oft mit Stent
    lokale Lysetherapie
    Aspirationsthrombektomie
- Operativ
  - Indikationen:
    Prothesen-, Schenkelverschluss
    Protheseninfekt
    multisegmentale Verschlüsse
    Darmwandperforation (drohend oder manifest)
  - Vorgehen:
    Revisionseingriff von femoral, wenn „nur" Schenkelverschluss
    Re-Laparotomie bei Prothesenverschluss oder -infekt
    ggf. offen-operative Thromb- bzw. Embolektomie
    Darmresektion

Hintergrunddienst nachts anrufen?
- Bei Darmperforation oder einem Prothesenverschluss handelt es sich um Notfallindikationen, daher ist hier eine Kontaktaufnahme unerlässlich
- Bei stabilem Befund nach Ausschluss einer (drohenden) Perforation genügt bei Nahrungskarenz, Antibiotikagabe sowie Infusionstherapie die Informationsweitergabe am Folgetag

Tipps und Tricks
- Dran denken ist essenziell und kann lebensrettend sein!
- Typisch ist nach initial unauffälligem Verlauf die Verschlechterung des klinischen Zustandes am 2.–3. postoperativen Tag
- Hinweise sind Fieber, steigende Entzündungswerte sowie Peritonismus
- Da die Symptomatik schleichend schlechter wird, ist eine zu späte Diagnosestellung keine Seltenheit und es liegt bereits die Darmperforation vor. In solchen Fällen haben die Patienten eine hohe Letalität, insbesondere bei stuhliger Peritonitis und freiliegender Prothese

Fortsetzung Fallbeispiel
Sie sollten an eine ischämische Kolitis denken, insbesondere aufgrund der linksseitigen abdominellen Schmerzen, der erhöhten Entzündungsparameter sowie der aortobiiliakalen Rekonstruktion mit End-zu-End-Anastomosierung proximal und distal. Bei schlechter Kollateralfunktion kommt es typischerweise zu Perfusionsstörungen im Sigma und Rektum. Die Durchführung einer CTA ist unbedingt zu empfehlen, zudem Nahrungskarenz, Heparingabe, Infusionstherapie und i.v. Antibiose. Bei V. a. Darmperforation wäre die Relaparotomie indiziert.

Platzbauch 51

Insbesondere adipöse Patienten mit Lungenerkrankungen, chronischem Husten sowie nach Versorgung eines rupturierten Aortenaneurysmas mit großem Hämatom haben ein erhöhtes Risiko für die Ausbildung eines Platzbauches (Abb. 51.1). Typisch ist die persistierende Sekretion (fleischwasserfarbig) aus der Abdominalwunde.

Fallbeispiel
Auf der Intensivstation befindet sich ein Patient, der vor 2 Tagen eine aortobifemorale Y-Prothese bei pAVK erhalten hat. Er ist adipös, hat eine bekannte chronisch obstruktive Lungenerkrankung (COPD), und das Pflegepersonal erwähnt, dass die Verbände am Bauch aufgrund einer starken Sekretion ständig gewechselt werden müssen. Sie schauen sich den Verband an, die Saugkompressen sind mit klarer gelbbrauner Flüssigkeit durchtränkt, auf Druck entleert sich dieses Sekret aus dem unteren Wundpol. Wie können Sie einen Platzbauch feststellen?

Definition
- Insuffizienz des Faszienverschlusses nach Laparotomie

Typischer Patient
- Patient auf Normal- oder Intensivstation bei Z.n. offenem Aorteneingriff und transperitonealem Zugang (Laparotomie) vor Stunden bis wenigen Tagen
- Typischerweise müssen Verbände durch Pflegepersonal häufig gewechselt werden, da verstärkte Sekretion aus Bauchwunde.
- Auf leichten Druck entleert sich klare Flüssigkeit, oft als „fleischwasserfarbige" Sekretion bezeichnet. Es handelt sich hierbei um Peritonealflüssigkeit.
- Teilweise wölbt sich auch Dünndarm aus der Wunde, wenn Dehiszenz subkutan oder kutan vorliegt.

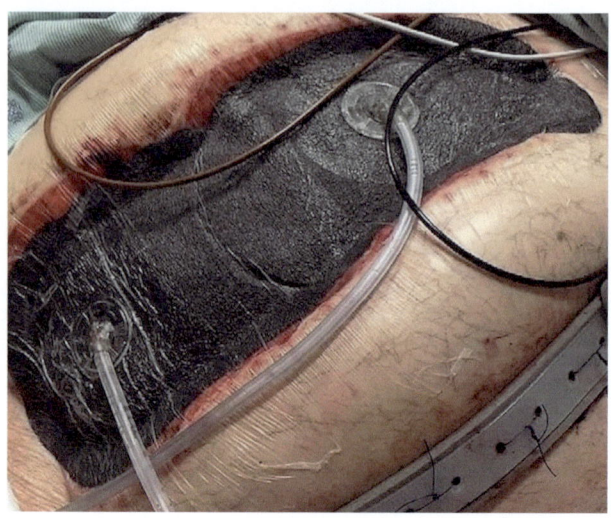

Abb. 51.1 Klinischer Befund bei massivem Platzbauch und Versorgung mit einem VAC®-Verband

- Risikofaktoren sind:
  - das rupturierte Aneurysma mit großem Hämatom, welches bei diffuser Gewebeeinblutung nicht vollständig entlastet werden kann
  - Nikotinabusus
  - chronische Lungenerkrankungen, denn hier kommt es typischerweise zu intraabdominellen Druckspitzen, z. B. auch bei Hustenattacken
  - Adipositas

Typische Situation im Dienst
- Meist Kontaktaufnahme von Pflege auf Station wegen Problemen mit der Wundversorgung
- Seltener auch Wiedervorstellung über die Notaufnahme wegen Dehiszenz der Wunde und zunehmender Sekretion bei kürzlich (<14 Tage) erfolgtem transperitonealem Gefäßeingriff und noch liegendem Klammermaterial
- Wenn OP schon länger her ist, ist ein Platzbauch unwahrscheinlich, und es handelt sich häufiger um Narbeninfekte oder -hernien.

Diagnostik
- Klinische Untersuchung
  - typische Sekretion klarer Flüssigkeit (wie Fleischbrühe imponierend)
  - Wunddehiszenz, meist unterhalb des Nabels
  - ggf. sichtbare Darmwand
- Sonografie
  - mit normalem B-Bild kann Faszie meist gut beurteilt werden

- Röntgen
  - ggf. in 2 Ebenen bei V. a. Ileus oder freie Luft
  - in solchen Fällen aber besser gleich CT indizieren, um Zeit zu sparen
- CT
  - selten notwendig
  - meist sind Anamnese, klinischer Befund und Sono ausreichend, um Indikation zur operativen Exploration zu stellen
  - wichtig bei V. a. ischämische Kolitis
  - bevorzugt betroffen sind Sigma und Rektum nach Ligatur A. mesenterica inferior während Aorteneingriff
  - begleitende Stenose-/Verschlussprozesse iliakal weiteres Warnsignal
  - häufig manifest am 3.–6. postoperativer Tag, selten später

Therapie
- Konservativ
  - Indikationen:
    bei kleiner Faszienlücke und suffizienter Naht
    bei Inoperabilität (z. B. präfinaler Patient)
    bei kotiger Peritonitis aufgrund einer Perforation bei prolongierter Sigmaischämie sowie sicher kontaminierter/infizierter Aortenprothese
    →meist palliative Ausgangslage
  - Vorgehen:
    Antibiose, z. B. Piperacillin/Tazobactam
    Eiweißsubstitution
    Wundversorgung mit stark saugfähigen Materialien
    ggf. Anlage eines VAC-Verbandes
    evtl. kutane Revision mit neuer Naht/Klammerung
- Operativ
  - Indikationen:
    manifester Platzbauch
    intraabdominelle Komplikationen wie
      →Blutung
      →Nachblutung
      →Protheseninfekt
      →Prothesenverschluss
      →Anastomoseninsuffizienz
      →Ileus
      →Hohlorganperforation
  - Vorgehen:
    Exploration
    ggf. neue Fasziennaht bei partieller Insuffizienz
    temporärer Bauchdeckenverschluss mit VAC-Verband und „Schnürsenkelnaht"
    Beseitigung intraabdomineller Komplikationen, hierfür allerdings Kollegen aus der Viszeralchirurgie frühzeitig hinzurufen

Hintergrunddienst nachts anrufen?
- Der Platzbauch an sich stellt keine Notfallindikation dar, weshalb bei stabilem Patienten und Ausschluss einer intraabdominellen Blutung, eines Infektes bzw. einer Hohlorganperforation bis zum nächsten Morgen gewartet werden kann.
- Andernfalls muss bei o.g. intraabdominellen Komplikationen unmittelbar notfallmäßig Kontakt aufgenommen werden.

Tipps und Tricks
- Starke Sekretion klarer, fleischwasserfarbiger Flüssigkeit kurz nach Laparotomie ist meist auf Platzbauch zurückzuführen
- Insbesondere Bauchdeckenverschluss infraumbilikal genau untersuchen, da hier am häufigsten eine Insuffizienz des Faszienverschlusses vorliegt
- Im Zweifel immer im OP-Saal explorieren und temporären Bauchdeckenverschluss bevorzugen
- Ursache für Platzbauch präoperativ suchen und (im Idealfall) behandeln, um intraoperativ keine Überraschungen zu erleben. Häufigste Ursachen sind:
  - Hustenanfälle bei COPD
  - Ileus/Subileus
  - ischämische Kolitis
  - Darmperforation (iatrogen oder ischämisch)
- Frühzeitig um viszeralchirurgische Unterstützung bitten

Fortsetzung Fallbeispiel
Sie können entweder sonografisch die Faszienlücke darstellen, was nicht immer einfach ist. Sie können auch versuchen, mit sterilen Handschuhen und einer Pinzette die Wunddehiszenz zu explorieren. Wenn Sie da eine Faszienlücke tasten oder mit der Pinzette sehr tief eindringen können, dann ist die Diagnose eines Platzbauches so gut wie sicher und eine operative Revision zügig durchzuführen. Dies muss nicht zwingend mitten in der Nacht erfolgen, aber zügig am Folgetag – möglichst nicht am Ende des regulären OP-Programms.

Kompartmentsyndrom

52

Das Kompartmentsyndrom (Abb. 52.1) ist eine sehr häufige Komplikation des erfolgreich revaskularisierten arteriellen Verschlusses, weshalb die Indikation zur Fasziotomie bereits initial großzügig gestellt werden sollte. Im Gegensatz zum chronischen Kompartmentsyndrom handelt es sich beim akuten Kompartmentsyndrom um eine klinische Diagnose. Die apparative Kompartmentdruckmessung kann ergänzend erfolgen, der klinische Befund steht allerdings im Vordergrund.

Fallbeispiel
Ein 53-jähriger Mann mit einem bekannten intrakardialen Thrombus nach Myokardinfarkt und Herzwandaneurysma erleidet eine arterielle Embolie am rechten Bein. Im akuten Ischämiestadium Rutherford IIb erfolgt eine komplikationslose transfemorale Embolektomie der rechten A. femoralis superficialis und poplitea, woraufhin sich die Perfusion des Fußes zügig erholt. Aufgrund des Alters (Kosmetik bei relativ jungem Mann!) und des aktuell guten Zustandes überlegen Sie, ob eine Fasziotomie notwendig ist. Wie entscheiden Sie?

Definition
- Anstieg des Drucks in den Muskelkompartimenten, meist im Bereich der Extremitäten, fast ausnahmslos am Unterschenkel, selten an der oberen Extremität
- Übersicht Druckwerte:
  - **<10 mmHg:** Normalwert bei Erwachsenen
  - **10–20 mmHg:** leicht erhöhter Druck
  - **20–30 mmHg:** drohendes Kompartmentsyndrom
  - **>30–45 mmHg:** manifestes Kompartmentsyndrom

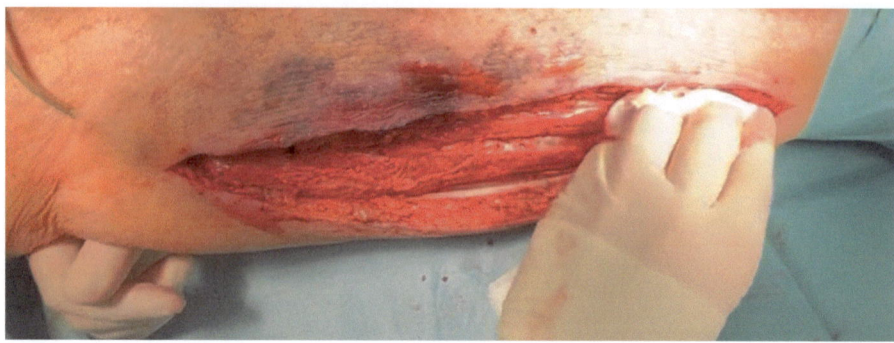

Abb. 52.1 Intraoperativer Befund einer Fasziotomie bei Kompartmentsyndrom am Unterschenkel

Typischer Patient
- Akuter arterieller Verschluss unter Lysetherapie oder nach erfolgreicher operativer Versorgung
- Frauen ohne entsprechende Vorerkrankung nach mehrstündiger gynäkologischer Operation in Steinschnittlage
- Polytraumatisierte Patienten mit massiver Einblutung in die Logen (traumatisches Kompartmentsyndrom)
- Z. n. erfolgreicher Reanimation, oft bei kardiogenem Schock und Myokardinfarkt bei entsprechendem kardiovaskulärem Risikoprofil mit vorbestehenden Stenosen Becken/Bein, die aufgrund der Kreislaufsituation dekompensieren und nach Normalisierung des Kreislaufs ein Reperfusionssyndrom verursachen

Typische Situation im Dienst
- Patient aus eigener Abteilung unter Lyse oder nach Gefäß-OP mit zunehmenden Schmerzen und Spannungsgefühlen der Extremität. Hier ist allerdings die Einblutung vom Kompartmentsyndrom zu unterscheiden.
- Schmerzen in den Unterschenkeln und Sensibilitätsausfälle an den Füßen nach mehrstündiger Gyn-OP in Steinschnittlage
- Patient auf Intensivstation nach Reanimation bei Myokardinfarkt und jetzt Schmerzen und praller Spannung eines Unterschenkels (selten auch beider)

Diagnostik
- Klinische Untersuchung
  - wegweisend
  - ausgeprägter Druckschmerz über betroffener Muskulatur, meist Anteriorloge
  - Sensibilitätsverlust zwischen 1. und 2. Zehe dorsal (Kompression N. peroneus/fibularis profundus)
- Ggf. Kompartmentdruckmessung
  - mittlerweile auf vielen Intensivstationen verfügbar

52 Kompartmentsyndrom

- Labor
  - CK, Myoglobin, Entzündungsparameter
- Sonografie
  - zur Unterscheidung eines Kompartmentsyndroms vom Hämatom

Therapie
- Konservativ
  - Indikationen:
    bei geringer Druckerhöhung <20 mmHg
    Ausschluss arterielle Perfusionsstörungen
  - Vorgehen:
    Entfernung einengender Verbände
    Hochlagern der Extremität (aber nicht über Herzniveau)
    Ausgleich Volumen- und Eiweißmangel
    engmaschige Überwachung!
- Operativ
  - Indikationen:
    drohendes Kompartmentsyndrom und zunehmende Schmerzen
    manifestes Kompartmentsyndrom
  - Vorgehen:
    großzügige und schnelle Indikationsstellung zur Fasziotomie
    Eröffnung aller 4 Kompartimente am Unterschenkel von medial und lateral
    Aufbringen von Kunsthaut (Epigard®) oder eines VAC-Verbandes
    Sekundärnaht erst bei deutlichem Abschwellen und spannungsfreier Hautadaptation

Hintergrunddienst nachts anrufen?
- Ein manifestes Kompartmentsyndrom muss notfallmäßig entlastet werden, daher dringliche Kontaktaufnahme und nicht bis zum nächsten Morgen warten.

Tipps und Tricks
- Direkt bei der operativen Versorgung eines akuten arteriellen Verschlusses, insbesondere ab Rutherford IIa, prophylaktische Fasziotomie durchführen
- Neurolyse des N. tibialis nicht vergessen:
  - Hierzu muss der Soleusbogen, also die Faszie am Rand des M. soleus, eingekerbt werden
  - Hierbei wird der N. tibialis entlastet
  - Halbgeschlossene Fasziotomie meistens nicht ausreichend
- Ggf. mit primärer adaptierender Hautnaht, die im Bedarfsfall später ohne neue Narkose auf Normal-/Intensivstation entfernt werden kann
- Oft zunächst Tamponade und Deckung mit Kunsthaut (Epigard®), am Folgetag dann VAC-Verband
- Beim Kompartmentsyndrom handelt es sich um eine klinische Diagnose. Schmerzen, Spannung und beginnende Sensibilitätsstörungen stellen eine Indikation zur operativen Fasziotomie dar, selbst dann, falls die Kompartment-Druckmessung unauffällige Werte ergibt

Fortsetzung Fallbeispiel
Sie entscheiden sich für die Fasziotomie und eröffnen über einen Schnitt am medialen Unterschenkel die oberflächliche und tiefe Beugerloge und über einen Schnitt lateral der Tibiavorderkante die Peroneus- und Anteriorloge. Die Indikation zur Fasziotomie sollte großzügig gestellt werden, lieber einmal zu oft als zu selten. Bei geringgradiger Schwellung kann man die Haut auch primär zunähen und im Falle einer zunehmenden Schwellung später auf der Intensivstation wieder entfernen – ohne neue OP und ohne Narkose.

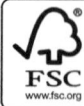

MIX
Papier aus verantwortungsvollen Quellen
Paper from responsible sources
FSC® C105338

If you have any concerns about our products,
you can contact us on
ProductSafety@springernature.com

In case Publisher is established outside the EU,
the EU authorized representative is:
Springer Nature Customer Service Center GmbH
Europaplatz 3, 69115 Heidelberg, Germany

Printed by Libri Plureos GmbH
in Hamburg, Germany